CW00486882

RECETAS DE MANTECA CORPORAL

Recetas sencillas para que tu piel quede suave y brillante con la manteca corporal casera

Amanda Care

Copyright 2020 por Amanda Care — Todos los derechos reservados.

El contenido de este libro no puede ser reproducido, duplicado o transmitido sin la autorización directa por escrito del autor o del editor.

Bajo ninguna circunstancia se podrá culpar o responsabilizar legalmente al editor, o al autor, por cualquier daño, reparación o pérdida monetaria debido a la información contenida en este libro. Ya sea directa o indirectamente.

Aviso legal:

Este libro está protegido por derechos de autor. Este libro es sólo para uso personal. No se puede modificar, distribuir, vender, utilizar, citar o parafrasear ninguna parte, ni el contenido de este libro, sin el consentimiento del autor o del editor.

Aviso de exención de responsabilidad:

Tenga en cuenta que la información contenida en este documento es sólo para fines educativos y de entretenimiento. Se ha hecho todo lo posible por presentar una información precisa, actualizada, fiable y completa. No se declaran ni se implican garantías de ningún tipo. Los lectores reconocen que el autor no se dedica a prestar asesoramiento legal, financiero, médico o profesional. El contenido de este libro procede de diversas fuentes. Por favor, consulte a un profesional con licencia antes de intentar cualquier técnica descrita en este libro.

Al leer este documento, el lector acepta que, bajo ninguna circunstancia, el autor es responsable de cualquier pérdida, directa o indirecta, en la que se incurra como resultado del uso de la información contenida en este documento, incluyendo, pero no limitándose a, errores, omisiones o inexactitudes.

ÍNDICE DE CONTENIDOS

Introducción

Todos queremos vernos y sentirnos lo mejor posible, pero ¿a qué precio pagamos nuestra búsqueda de la belleza? Hay cientos de miles de productos comerciales para el cuidado del cuerpo; desde cremas, lociones y exfoliantes corporales hasta maquillaje y desodorantes, todos disponibles en el supermercado, en Internet e incluso en los mercados de alimentos naturales. La mayoría de ellos afirman que suavizan nuestra piel, mejoran nuestro aspecto o nos hacen oler bien, pero la mayoría de estos productos contienen sustancias químicas tóxicas, conservantes sintéticos, fragancias artificiales, colorantes y aceites minerales que, con demasiada frecuencia, son sometidos a pruebas en animales antes de llegar a las estanterías.

Muchos de nosotros utilizamos una media de más de 10 productos de cuidado corporal al día, bombardeando nuestro cuerpo con cientos de sustancias químicas diferentes cada día. Más de 10.000 ingredientes pueden ser utilizados para fabricar estos productos, incluyendo sustancias duras como el formaldehído, carcinógenos, parabenos; además de un cóctel de otros ingredientes sintéticos y toxinas. Aunque muchos de estos elementos pueden ser irritantes para la propia piel, también pueden ser absorbidos por nuestro torrente sanguíneo causando sensibilidades y posibles riesgos para la salud a largo plazo. Al fin y al cabo, la piel es nuestro órgano más grande, por lo que debemos ser conscientes de que lo que nos aplicamos en la piel puede terminar, y terminará, dentro de nuestro cuerpo.

El noventa por ciento de los productos de cuidado personal contienen lauril sulfato de sodio (SLS). Se trata de un conocido irritante de la piel, los pulmones y los ojos que interactúa y se combina con otras sustancias químicas para formar nitrosaminas, que son en su mayoría cancerígenas. Los parabenos, que también se encuentran en productos de cuidado personal como desodorantes, champús, maquillaje y lociones, contienen propiedades que imitan el estrógeno y se han relacionado con el cáncer de mama (Byford, 2002; Pugazhendhi, 2007). Y la lista continúa.

Puedes detener el ciclo tóxico

Afortunadamente, hay una manera de lucir radiante y bella y, al mismo tiempo, tener la tranquilidad de saber que no estás dañando tu piel ni comprometiendo tu salud cada día. Con un poco de ayuda de la naturaleza, puedes tomar tu salud en tus manos, mientras cuidas conscientemente tu hermoso cuerpo, los animales y el medio ambiente. Este sistema de cuidado corporal basado en plantas no sólo garantiza que no se ha dañado a ningún animal en las pruebas o la fabricación del producto, sino que también significa que no hay sustancias tóxicas que entren en tu piel y en tu cuerpo. Con sólo usar ingredientes orgánicos para el cuidado del cuerpo, estás dando un gran paso hacia un estilo de vida más saludable y sostenible.

Te permitiré disfrutar de un brillo juvenil y radiante desde el interior, utilizando los ingredientes nutritivos y orgánicos que tu piel merece. Con ingredientes totalmente naturales: como flores, mezclas de aceites y frutas frescas, he investigado y formulado estas recetas reponedoras para demostrarte que los productos químicos sintéticos y dañinos no son necesarios para disfrutar de un aspecto y una sensación de salud radiantes. Puedes crear estas recetas en tu propia casa con ingredientes y materiales sencillos de tu cocina, jardín o despensa.

Los beneficios del cuidado orgánico de la piel y el cuerpo hecho en casa

En primer lugar, me gustaría compartir algo con ustedes. Durante mucho tiempo, estuve sufriendo de bajos niveles de energía, altos niveles de alérgenos y me sentía como si mi mente estuviera en una niebla constante. Al no encontrar las respuestas a mis muchas preguntas sobre por qué me sentía así, a través de medios tradicionales o antídotos prescritos, empecé a investigar los efectos de Ingredientes naturales y orgánicos: en el bienestar físico y mental de una persona. Simplemente reduciendo la cantidad de toxinas que ponía en y sobre mi cuerpo, noté un aumento en mis niveles de energía, mis alergias se aliviaron y este cambio se hizo evidente en mi mente (¡y mi piel!).

Tu piel se lo agradecerá

Los beneficios de usar productos orgánicos caseros para el cuidado del cuerpo se pueden sentir y ver desde su uso inmediato. Una vez que empiece a hacer y usar sus propias creaciones naturales, nunca volverá a usar las alternativas comerciales. Las propiedades curativas del cuidado corporal orgánico hecho en casa superan con creces las de sus homólogos comerciales y sintéticos. Son antiinflamatorios, estimulantes y calmantes para la piel. Además, están cargados de propiedades antienvejecimiento, como antioxidantes y vitaminas, que ayudan a conseguir un brillo juvenil.

La manteca de cacao aporta un alivio calmante para el eczema y la psoriasis, mientras que las cremas y lociones comerciales pueden estar cargadas de irritantes. Muchas de las toxinas presentes en los artículos comprados en las tiendas obstruyen los poros e inhiben la salud de la piel; en cambio, el zumo de mandarina diluido, con sus propiedades antibacterianas y antifúngicas, es un ingrediente excelente para la salud de los poros sin riesgo de efectos secundarios. Los conservantes de los productos comerciales para el cuidado del cuerpo son a veces los componentes más tóxicos. Entonces, ¿por qué poner parabenos y tintes de alquitrán de hulla en tu cuerpo cuando el aceite natural de vitamina E, con sus propiedades antioxidantes, puede actuar como conservante en tus mantecas y lociones?

Otras opciones de estilo de vida pueden influir en la salud de la piel junto con estas recetas ecológicas para el cuidado del cuerpo. Por ejemplo, se ha demostrado que una dieta rica en alimentos de origen vegetal (un colorido arco iris de frutas y verduras), mucho ejercicio, mucha agua y una reducción de su exposición a los contaminantes ambientales (como el tabaquismo) pueden contribuir positivamente a un brillo radiante en ti.

Es fácil, sostenible y rentable

Elaborar tus propios productos orgánicos para el cuidado del cuerpo no sólo es saludable, sino también práctico. Es una forma asequible de disfrutar de un sistema de cuidado de la piel de lujo, diseñado sólo para ti, sin gastar dinero en marcas caras. Además, siempre sabrás con precisión qué ingredientes hay en tus productos de cuidado corporal y de dónde proceden.

Muchos de los ingredientes utilizados en la elaboración de sus propios productos para el cuidado del cuerpo ya estarán en tu despensa, mientras que otros pueden comprarse, a menudo a granel, en mercados de alimentos naturales o en línea. Dependiendo de la disponibilidad del producto y de tu presupuesto personal, opta por los ingredientes con etiqueta "orgánica" siempre que sea posible. Si eliges productos ecológicos, se aplicarán menos toxinas a tu piel, y estarás apoyando el cultivo sostenible a la vez que ayudas al medio ambiente, al disminuir el impacto de la industria de fabricación de productos químicos.

Es hora de experimentar un brillo saludable

Así, cuando camines por el pasillo del supermercado y veas los cientos de productos para el cuidado del cuerpo con aditivos como el lauril sulfato de sodio y el alcohol isopropílico, estarás creando con la comodidad y el conocimiento de tener tus propios productos nutritivos, suaves y totalmente naturales que has creado en casa.

¿Estás preparada para dejar de lado los productos químicos y abrazar la belleza eco-chic que llevas dentro? Estoy segura de que te encantarán los beneficios de estas recetas orgánicas para el cuidado del cuerpo, fáciles de seguir, que nutrirán tu piel y vigorizarán tus sentidos. Después de probar las distintas fórmulas, mi objetivo es ayudarte a desintoxicar tu cuerpo utilizando remedios eficaces y probados, y espero que encuentres tus propios favoritos entre las recetas y consejos para disfrutarlos toda la vida. Un brillo saludable nunca se ha sentido tan hermoso.

Antes de empezar

Estas recetas están formuladas para ser amigables y suaves con tu piel, pero si tienes alguna sensibilidad o te preotaza dea algún ingrediente, una prueba de parche es una forma rápida y fácil de averiguar si tu piel reacciona a una sustancia concreta.

Prueba del parche

Basta con aplicar una pequeña cantidad del ingrediente en cuestión en el centro de una tirita (véase la guía de dilución de los aceites esenciales más abajo). Luego, colócala en la parte interior del antebrazo. Déjala allí durante 24 horas. Si la zona se irrita antes de que transcurra ese tiempo, retira la tirita y aclare suavemente con agua fría, asegurándote de no frotar, ya que esto podría causar más molestias. Si la reacción no remite, acuda a un profesional sanitario. Después de 24 horas, retire la tirita y busque signos de enrojecimiento, hinchazón u otra irritación. Si la piel tiene un aspecto saludable, el ingrediente debería ser seguro de usar. Si se encuentra sensible, puedes personalizar la receta sustituyendo el ingrediente por otra alternativa natural.

Uso de los aceites esenciales

Los aceites esenciales son altamente concentrados y se extraen de las hojas y raíces de diversas plantas, con diversos usos terapéuticos, aromáticos y cosméticos. Debido a su gran potencia y concentración, es esencial utilizarlos correctamente y con moderación. Evite el uso de aceites esenciales sin diluir o muy concentrados directamente sobre la piel, a menos que esté indicado; la lavanda es uno de los pocos aceites esenciales que puede utilizarse "puro", o sea, directamente sobre la piel sin diluir, una o dos gotas cada vez. Si se realiza una prueba de parche, asegúrese de diluirlo según la receta elegida. Por regla general, una gota de aceite esencial debe diluirse en 5 ml de aceite vehicular antes de aplicarla sobre la piel. No ingieras los aceites esenciales y manténlos fuera del alcance de los niños y las mascotas. Asegúrate de que los aceites esenciales no entren en contacto con los ojos y utilízalos con precaución si estás embarazada, planea quedar embarazada o tiene alguna enfermedad preexistente.

Dilución con aceites portadores

Los aceites portadores son aceites derivados de vegetales que pueden utilizarse en sus recetas de cuidado corporal como base o para diluir los aceites esenciales antes de aplicarlos sobre la piel. Estos aceites pueden alternarse, combinarse o utilizarse en lugar de otros en función de la disponibilidad, las preferencias terapéuticas o de textura, o la sensibilidad de la piel. Algunas personas pueden ser sensibles al aceite de coco, por ejemplo, por lo que sustituirlo por aceite de almendras dulces puede ser un sustituto adecuado. Experimentar con varios aceites portadores puede ayudar a establecer lo que funciona mejor para ti. Algunas variedades populares de aceite portador son:

- **Para una consistencia ligera o media**: Aceite de almendras dulces, aceite de albaricoque, aceite de uva, aceite de jojoba, aceite de girasol, aceite de argán

- **Para una consistencia de media a densa**: Aceite de aguacate, aceite de coco (virgen), aceite de oliva, aceite de avellana, aceite de macadamia, aceite de rosa mosqueta, aceite de sésamo

También puede utilizar mantecas vegetales más espesas, como la manteca de cacao (de consistencia esponjosa) o la manteca de karité (una masa ligeramente pegajosa y sólida antes de calentarla o mezclarla con otros ingredientes dependiendo de la textura que desee).

Asegúrate de guardar los aceites portadores y las mantecas en un lugar fresco y oscuro para prolongar su vida útil. Los aceites portadores deben tener un aroma ligero a nuez; si el aceite tiene un aroma fuerte y amargo, es posible que se haya vuelto rancio.

Mantener los poros libres de obstrucciones

Muchos aceites contienen atractivos beneficios para nuestra piel, pero al utilizar un aceite (o cualquier ingrediente) en nuestra piel hay que tener en cuenta si es comedogénico, es decir, susceptible de obstruir los poros. Si eres propenso a las reacciones comedogénicas (es decir, bultos en la piel, acné o irritación después de aplicar ciertos aceites), es esencial que te familiarices con varios ingredientes para entender la relación que tu piel tiene con ellos.

Algunos aceites más pesados, como el de oliva, por ejemplo, pueden obstruir los poros en el caso de las pieles sensibles o propensas al acné y es mejor utilizarlos como lavado o exfoliante para minimizar los efectos de la obstrucción. En cambio, el aceite de jojoba y el de argán suelen funcionar bien con la mayoría de los tipos de piel y pueden incluso aliviar el acné. Estas reacciones pueden variar de una persona a otra: lo que puede funcionar bien para algunas personas puede suponer un problema para otras. No hay resultados definitivos, así que tendrás que tomar una decisión personalizada y evaluar qué aceites funcionan mejor con tu tipo de piel. Sea cual sea el aceite que elige, busca siempre uno orgánico y 100% puro, sin añadidos desagradables.

Ten en cuenta que algunos de los ingredientes de estas recetas son intercambiables. Puedes hacer modificaciones para adaptarlas a tu tipo de piel, a tus preferencias personales o para utilizar lo que tengas a mano.

Capítulo 1

¿Qué son las mantecas corporales?

¿Qué son las mantecas corporales?

Es posible que no conozca las mantecas corporales. En realidad, son cremas hidratantes que contienen ingredientes lubricantes. Son técnicamente como las lociones, pero mejores. Estos ingredientes sirven como barrera protectora o escudo para que la humedad permanezca dentro de la piel y los elementos ambientales externos que pueden ser perjudiciales para la piel no puedan entrar.

Las mantecas corporales son más emolientes, tienen una alta viscosidad y son más útiles para quienes tienen la piel seca. Algunos ejemplos de estos ingredientes lubricantes son la manteca de karité, el aceite de coco y los aceites de oliva y jojoba. Los consumidores también describen las mantecas corporales como algo que garantiza una sensación "más lujosa" en tu piel.

Las mantecas corporales son más hidratantes porque contienen menos agua y tienen más aceites esenciales o mantecas que el cuerpo necesita para mantener la humedad. La viscosidad y la consistencia son mayores, por lo que estas mantecas se colocan en tarros en los que se agarran con una cuchara, ya que sería difícil bombearlas.

Otra maravilla de la manteca corporal es que es ideal para quienes tienen la piel sensible. Rara vez se producen alergias o sarpullidos porque los ingredientes de las mantecas corporales son totalmente naturales. Normalmente, una manteca corporal se compone de una base de aceite y algunos ingredientes más: Se aprecia el hecho de que están libres de varios productos químicos y conservantes que podrían dañar tu piel.

Loción corporal frente a manteca corporal

La loción corporal y la manteca corporal son los dos productos hidratantes más utilizados para la piel. Aunque ambos son eficaces para mantener la piel radiante y suave, estos dos productos tienen sus propias cualidades y características. Para proteger mejor tu piel, debes conocer la diferencia entre ambas cremas hidratantes.

Lociones

Los productos identificados como lociones tienen una consistencia más ligera que las mantecas corporales. También tienen un escaso porcentaje de aceite y no pueden lubricar la piel. Ésta puede adaptarse a cualquier tipo de piel. Las lociones también se consideran humectantes porque son eficaces para preservar la humedad existente en el cuerpo. Estos productos suelen contener alfa hidroxilo, así como ácido hialurónico. Se trata de sustancias potentes que pueden eliminar las células muertas de las capas superiores de la piel, extraer las aguas naturales que se encuentran en la dermis y enviarlas a la epidermis.

Las lociones corporales son productos muy recomendables para los calurosos meses de verano, ya que permiten mantener la hidratación sin que la piel resulte demasiado pegajosa y grasa. Sin embargo, su consistencia ligera no los convierte en productos ideales para las personas que tienen la piel seca.

Mantecas para el cuerpo

Las cremas hidratantes consideradas como mantecas suelen ser un poco más densas y altamente emolientes. Estos productos son oclusivos, lo que significa que crean una capa protectora sobre la piel. Esta capa particular es como una barrera que defiende la piel contra los agresores externos, como las partículas de polvo y los dañinos rayos UV. Además, también ayuda a retener la humedad en el cuerpo durante un largo periodo de tiempo. Las mantecas corporales son muy recomendables para las personas que tienen la piel deshidratada porque son más espesas y viscosas que las cremas y lociones.

Además de actuar como hidratante, la manteca corporal también ayuda a rejuvenecer la piel, a reducir las arrugas o líneas visibles del rostro y a darle un aspecto extremadamente joven. Es un producto ideal durante los fríos meses de invierno porque mantiene la piel hidratada durante un largo periodo de tiempo.

Si tienes la piel grasa, no es recomendable que uses manteca corporal todo el tiempo. La barrera protectora que crea tiende a obstruir los poros, lo que convierte la piel en un excelente caldo de cultivo para las bacterias.

Diferentes usos de la manteca corporal

Además de ser un agente hidratante, la manteca corporal puede utilizarse de varias maneras. Compruébalo luego:

Cuidado de las manos: puedes utilizar manteca corporal para mantener tus manos suaves. Sólo tienes que aplicar pequeñas cantidades de este producto cada día para que tus dedos estén siempre hidratados. Si tienes las manos bastante secas, aplícate grandes cantidades antes de acostarte. Para obtener mejores resultados, también puedes ponerte un par de guantes de algodón mientras duermes.

Suavizar los parches secos: si tienes los codos o los dedos de los pies escamados, este producto es perfecto para ti. Todo lo que tienes que hacer es aplicar pequeñas cantidades de manteca corporal en las regiones secas de tu piel. Después, masajéala un poco para que el cuerpo la absorba fácilmente.

Cuidado de los pies: Después de lavarte bien los pies, masajéalos con manteca corporal a diario para que estén flexibles y suaves. También se recomienda aplicar grandes cantidades de este producto en los pies y cubrirlos con calcetines de algodón durante la noche. Este sencillo tratamiento puede rejuvenecer tu piel rápidamente.

Suavizante de cutículas: aplica un poco de esta manteca en los dedos de las manos y de los pies para que te resulte más fácil retirar las cutículas.

Desmaquillador de ojos: pasa un algodón humedecido por un trozo de manteca corporal. Luego, frota ligeramente el maquillaje. Esto también se puede utilizar para eliminar la máscara de pestañas a prueba de agua, así como para mantener la belleza de sus pestañas.

Hidratación facial: Trabaja una pequeña cantidad de manteca corporal en tus manos antes de aplicarla. Después, masajea ligeramente tu rostro con movimientos ascendentes. Pasa las palmas de las manos por la frente. Luego, pellizca ligeramente la línea de la mandíbula. Por último, aplícala con movimientos ascendentes en las mejillas. Masajear el rostro con regularidad eliminará las arrugas y las líneas de expresión.

Hidratación de escote: untar un poco de la manteca en el cuello. Masajear el cuello con movimientos ascendentes. Repita este proceso a diario.

<u>Bálsamo para después del afeitado y para las piernas:</u> la manteca corporal también elimina las "escamas de pescado" que se adquieren después del afeitado.

<u>Bálsamo labial:</u> Aplica este producto de forma similar a como lo hace con otros tipos de bálsamo labial.

<u>Masaje:</u> ¿Has tenido un día increíblemente estresante? La manteca corporal ofrece una sensación calmante y relajante a tu cuerpo también.

¿Quieres conocer otra maravilla de la manteca corporal? Puedes hacer tus propias mantecas corporales en la comodidad de tu casa. Son fáciles de hacer, y los ingredientes no son tan difíciles de encontrar.

¿Estás preparado para tener una piel más sana? Descubre más sobre cómo hacer tus propias mantecas corporales.

Capítulo 2

Ingredientes de la manteca corporal

Hay muchos ingredientes diferentes en los productos de belleza naturales, por lo que es esencial conocer las propiedades de los ingredientes que se van a utilizar y por qué son necesarios. Vamos a cubrir brevemente los aceites esenciales y los ingredientes hidratantes, tales como emolientes y humectantes; así como los ingredientes menos naturales pero más funcionales: tales como emulsionantes, detergentes/tensioactivos, conservantes y antioxidantes.

Aceites esenciales

Los aceites esenciales no son realmente "aceites" como tales, sino compuestos altamente volátiles extraídos de frutas, flores, hojas, raíces, maderas y resinas, principalmente por destilación al vapor (o por expresión, en el caso de los aceites de cítricos). Los materiales demasiado delicados para ser destilados suelen convertirse en absolutos mediante la extracción con disolventes (como el absoluto de rosa y el absoluto de jazmín) o la extracción con C02. Como son bastante volátiles y les afecta negativamente el calor, los aceites esenciales deben añadirse siempre en la fase de enfriamiento de cualquier receta que implique el calentamiento.

Los aceites esenciales extremadamente concentrados no deben utilizarse nunca sin diluir en la piel, ya que pueden causar irritaciones de menor a mayor importancia. Hay muchos aceites que están contraindicados durante el embarazo debido a su acción emenagoga (provoca la menstruación), aunque como regla general yo evitaría todos los aceites esenciales durante el primer trimestre y consultaría a un aromaterapeuta especializado en embarazo y parto durante los meses posteriores, cuando la aromaterapia puede ser beneficiosa.

Dosificaciones

Las dosis de los aceites esenciales en los diferentes tipos de productos pueden variar, pero generalmente sigo las siguientes reglas:

- **Productos para el cuidado de la piel del rostro**: unas gotas por cada 100ml de producto, hasta un máximo del 0,5%. Tengo la piel de la cara bastante sensible, por lo que tiendo a evitar el uso de más de un par de gotas en una crema hidratante facial.

- **Productos de aclarado, como geles de ducha o jabones**: 1–2%.

- **Productos sin aclarado, como cremas y lociones para el cuerpo**: 1–2% dependiendo de los aceites utilizados y de la parte del cuerpo. Al principio, limítate al 1% hasta que sepas cómo vas a reaccionar a un aceite concreto.

Mezcla de aceites esenciales

Al mezclar una fragancia para un producto con aceites esenciales, considero dos aspectos: ¿Qué beneficios terapéuticos quiero, si es que los hay, y qué tipo de fragancia busco?

No tiene ningún sentido juntar un montón de aceites que huelen fatal cuando se combinan sólo porque todos son buenos para un propósito concreto. Cuando enseño perfumería natural, clasifico los aceites tanto por su familia de fragancias, como cítricos, amaderados y florales, como por su volatilidad o tasa de evaporación: notas altas, medias y bajas. A menudo se observa que las fragancias que entran en las mismas categorías tienen tasas de evaporación similares: por ejemplo, todos los aceites cítricos tienden a ser notas de salida, y todas las resinas tienden a ser notas de fondo. Para conseguir una fragancia equilibrada, es una buena idea incluir aceite de cada una de las gamas de notas altas, medias y bajas.

He sugerido mezclas de aceites esenciales para todas las recetas, pero no sientas que tienes que seguirlas. La fragancia es algo muy personal, así que siéntase libre de experimentar. No es necesario que compres muchos aceites esenciales diferentes, ya que puedes crear grandes fragancias con sólo unos pocos.

Ingredientes de hierbas

Es increíblemente rápido incorporar hierbas a los productos caseros. Hay varios tipos de extractos de hierbas que puedes comprar ya hechos y otros que puedes hacer tú mismo fácilmente. La mayoría de los productos comerciales para el cuidado de la piel utilizan un extracto estandarizado en lugar de añadir hierbas frescas en forma de infusión, ya que las infusiones tienen tendencia a hacer que algunos productos sean inestables y se estropeen más rápidamente. Si estás haciendo productos sólo para ti, esto no debería ser un problema, pero asegúrate de añadir un conservante cuando agregues hierbas a una receta a base de agua.

Infusiones

Crear un extracto (o infusión) dependiente del agua de las hojas o de las sumidades de hierbas secas o frescas en flor es tan fácil como hacer una taza de té de hierbas. Basta con aplicar una cucharada colmada de hierbas secas o picadas en una taza o jarra y verter agua hirviendo hasta que llegue al tope. Tápalo con un platillo, y usa un colador de té o un trozo de gasa fina (muselina), durante 10 minutos antes de colar la materia de las hierbas. Desecha las hierbas y, luego, aplica el líquido enfriado a tu receta en el punto adecuado.

Si se preparan infusiones en cantidades más importantes, añade una cucharadita de hierbas por cada taza de agua. Mantén las infusiones de hierbas no conservadas en el frigorífico no más de un día, ya que se estropean muy rápidamente.

Aguas florales

Otra forma de incorporar los compuestos vegetales del agua a los artículos es utilizando las aguas florales, o hidrolatos. Son los subproductos de la destilación al vapor de aceites naturales, que son muy sencillos de utilizar. Las más comunes son la lavanda, el azahar y el agua de rosas. También son excelentes ambientadores de la piel y mantienen las propiedades de los aceites esenciales con los que se producen.

Aceites en infusión

Cuando elabores un producto a base de aceite, como un bálsamo o ungüento, podrás macerar las hierbas en el aceite base utilizado en la receta. Uno de los mejores métodos para conseguirlo es colocar una cucharadita de hierbas colmada en un cuenco y cubrirlas con el aceite base de tu preferencia. Pon esto sobre una cacerola con agua caliente y cocínalo durante una hora, asegurándote de que la cacerola no hierva en frío. No dejes que el aceite se sobrecaliente: el agua debe hervir a fuego lento, más que el aceite. Cuela el contenido vegetal y deséchalo, luego conserva la grasa para tus recetas. Otra posibilidad es comprar aceites de infusión ya preparados en una tienda de hierbas.

Tinturas, gliceroles y extractos de C02

Estos últimos tipos de extractos son demasiado difíciles de hacer en casa para la mayoría de nosotros y es mejor obtenerlos de un fabricante de hierbas de renombre.

Las tinturas se elaboran macerando hierbas en una combinación de alcohol y agua durante un periodo de tiempo relativamente largo. Los herbolarios las venden principalmente para uso interno, pero muchas empresas de cuidado de la piel las añaden a sus productos. El uso de las tinturas en productos para pieles sensibles puede ser inapropiado debido a su contenido en alcohol, ya que pueden tener un efecto bastante secante. En su lugar, la forma de evitarlo es utilizar glicerol (extracto de glicerina). La ventaja del glicerol es que la hierba se macera en glicerina hidrosoluble y humectante. Esto asegura que es ideal para productos a base de agua, así como para aquellos con un emulsionante, como cremas y lociones. Utiliza los macerados de aceite en productos que sólo contengan aceites y ceras (o un emulsionante), ya que la glicerina no es soluble en aceite solo. Los extractos de CO_2 son el producto de un método relativamente nuevo (y costoso), conocido como extracción supercrítica de CO_2, que se utiliza para producir extractos de hierbas y plantas para su uso en la industria cosmética, alimentaria y de hierbas. Bajo alta presión, el material vegetal se inunda de dióxido de carbono, que sirve como solución para extraer los materiales frágiles de la planta. Debido a las bajas temperaturas requeridas, se utiliza como una forma de extraer los aceites esenciales de las plantas, sin disolventes químicos cuando la destilación de vapor es difícil. También se utiliza para producir extractos de hierbas que se pueden aplicar a sus artículos. El extracto de vainilla C02 es especialmente útil, ya que la vainilla pura no es soluble en aceite y es difícil de integrar en los artículos, mientras que el extracto de C02 funciona perfectamente.

Ingredientes hidratantes

Hay tres formas de ingredientes hidratantes: los que se utilizan en cremas o lociones, emolientes, oclusivos y humectantes, y la tarea consiste en mezclarlos para obtener el mejor efecto. Entender sus funciones esenciales y cómo operan juntos hará que la elaboración de sus propias recetas desde cero, o la modificación de cualquiera de ellas, sea mucho más manejable.

Emolientes

Estos ayudan a mejorar la textura de la piel suavizando, alisando y aumentando su versatilidad. En mis recetas, los aceites y mantequillas vegetales puros varían desde los aceites muy ligeros y de fácil absorción, como el cardo, hasta las mantequillas más gruesas y saludables, como el coco y el karité. Muchos aceites, como el de borraja y el de cáñamo, tienen un alto contenido en ácidos grasos esenciales y vitaminas, pero no son extraordinariamente emolientes. Por sí solos, pueden resultar helados. Por eso es esencial incluir algunos aceites diferentes en cada receta, para mejorar el rendimiento y la sensación de la piel. He incluido detalles sobre los aceites de cada producto, para que te hagas una idea de lo que funciona en los distintos tipos de piel.

Oclusivo

Estos minimizan la pérdida de agua transepidérmica (TEWL) formando una capa impermeable sobre la piel. Cuando se añaden a la piel ligeramente húmeda, funcionan mejor. Muchos emolientes, como la manteca de cacao, tienen propiedades oclusivas, junto con ceras como la cera de abejas, por lo que son ideales para crear materiales protectores que protejan la piel de los elementos. Muchos oclusivos son bastante comedogénicos (agravan el acné) y deben evitarse en los tipos de pieles con manchas o propensas al acné.

A la mayoría de los expertos en el cuidado de la piel no les gustan los aditivos oclusivos, ya que se cree que impiden que la piel respire; sin embargo, son ideales para ciertos lugares, como los ojos, las manos y los pies, para crear una barrera protectora en la piel seca y agrietada.

Humectantes

Los humectantes están hechos de glicerina, azúcar y ácido hialurónico. Aunque los humectantes son realmente hidratantes, funcionan de forma diferente a otros humectantes, ya que atraen el agua a la piel para mantener las células hidratadas y rellenas. Una vez que el agua es atraída a la superficie, se necesitan aditivos adicionales, como emolientes y oclusivos, para mantenerla en su sitio.

EMULSIONANTES Y DETERGENTES

Productos como la manteca corporal, los bálsamos labiales y los bálsamos en general son bastante fáciles de fabricar para el tratamiento, y normalmente se pueden fabricar productos adecuados para que sean 100% sostenibles hoy en día. Sin embargo, si se quiere fabricar una crema o loción más compleja, será necesario utilizar tanto un emulsionante para mezclar los productos a base de aceite y agua, como un conservante para alargar la vida útil del producto.

Emulsionantes

En términos simplistas, la función de un emulsionante es hacer que los ingredientes solubles en aceite traten con los Ingredientes solubles en agua, de la misma forma que al hacer mayonesa se puede aplicar yema de huevo al aceite y al vinagre. Esto ocurre porque en la yema de huevo hay lecitina que tiene poderes emulsionantes. Si estás creando una loción o una crema, también necesitarás utilizar un espesante para conseguir el tacto perfecto, ya que sólo con un emulsionante conseguirás una sustancia lechosa. Muchos de los emulsionantes naturales que puedes comprar tienen propiedades espesantes, pero en la mayoría de las situaciones necesitarás añadir un componente adicional.

Cera emulsionante

El emulsionante más utilizado y fácil de usar en casa es la cera emulsionante, que para una variedad de fórmulas diferentes es un término popular. Algunos estilos de cera emulsionante incluyen espesantes, y otros no; si no estás seguro debes preguntar a tu fabricante, o simplemente debes seguir una fórmula. Si es demasiado pequeña y acuosa, puede ser necesario utilizar un espesante diferente.

Uso de la cera emulsionante

Creo que si se utiliza la cera emulsionante en un 25% del contenido total de grasa, sin manteca ni espesantes, se obtiene una loción densa, pero que se puede verter. Cuando decidas hacer una mezcla más espesa, añade un poco más de cera emulsionante a la fórmula o introduce un poco de alcohol cetílico.

Las alternativas a la cera emulsionante

Además de la cera emulsionante, hay muchos emulsionantes accesibles para el artesano casero de la industria alimentaria, y puedes optar por utilizarlos en su lugar, o al menos jugar con ellos. He observado que la sustitución del 5% de cera emulsionante por un 5% de monoestearato de glicerilo más un 2–3% de alcohol cetílico funciona bien en la mayoría de las recetas.

Capítulo 3

Fundamentos de la manteca corporal y algunas recetas básicas

La manteca corporal está pensada para ser tan hidratante como parece. Gracias a su alto contenido en aceites, proporciona a la piel una gran cantidad de hidratación. Las mantecas corporales se diferencian de las lociones en que son mucho más espesas y pueden proporcionar a la piel una barrera más gruesa contra la pérdida de humedad.

Las mantecas corporales se conocen desde la época de los romanos. Esas mantecas corporales son similares en su composición a las recetas proporcionadas en las que los ingredientes son todos naturales sin los conservantes dañinos que se encuentran en los productos comerciales.

Hemos utilizado una variedad de mantecas, como la manteca de karité, la manteca de mango y la manteca de coco, como base para nuestras recetas de mantecas corporales. Estas mantecas contienen vitaminas y antioxidantes esenciales que no sólo son reponedores, sino también curativos. Los altos niveles de viscosidad hacen que las mantecas sean bastante densas y perfectas para zonas muy secas. También es una buena idea aplicar un tratamiento de manteca corporal a todo el cuerpo una vez a la semana para conseguir una piel increíblemente suave y flexible en todo el cuerpo.

Beneficios de la manteca corporal

Las mantecas corporales proporcionan la máxima hidratación para la máxima belleza. Están compuestas por humectantes y agentes oclusivos como las lociones corporales. Sin embargo, la composición de las mantecas tiene una proporción que hace que su efecto en la piel sea superior.

Los humectantes más comunes en las mantecas corporales son la miel y la glicerina. Estos son los encargados de atraer la humedad del aire a la piel.

Los oclusivos más comunes son la manteca de karité y la silicona. Los oclusivos son los guardianes oficiales de la piel, que garantizan que una vez que la humedad se ha abierto paso en la piel, se queda allí.

Almacenamiento

Utiliza tarros de cristal u otro tipo de tarros con tapa hermética para guardar tus mantecas corporales. Debes esterilizar los tarros al baño María antes de llenarlos y sellarlos. Una vez sellados, guárdalos en un lugar fresco.

¿Cómo hacerlo tú mismo?

Las mantecas corporales son fáciles de hacer en casa y requieren poco tiempo. Las mantecas corporales estándar incluyen una combinación de los siguientes elementos:

- Mantequilla
- Aceite
- Aceite esencial

¿Qué hay que tener en cuenta?

La consistencia espesa de la manteca corporal obliga a utilizar tarros para su almacenamiento y, por supuesto, eso significa que es posible la contaminación. Lo mejor es almacenar la manteca en tarros más pequeños para que la posibilidad de contaminación por tarro sea menor. Asegúrate también de tener las manos limpias y secas antes de meter la mano en uno de los tarros para sacar un poco de manteca corporal o utiliza una cuchara limpia.

Recetas de manteca para el cuerpo

1. Manteca corporal hawaiana

Unta tu cuerpo en verano con esta manteca corporal perfumada con piña y mango. La manteca de mango es maravillosamente rica. Sus propiedades antienvejecimiento pueden reducir las irritantes líneas de expresión que empiezan a aparecer con la edad. La manteca de mango, combinada con el aceite de coco y la vitamina E, te proporcionará una agradable sensación de suavidad.

Cantidad: 12 onzas

Ingredientes:

- 1 cucharadita de aceite esencial de piña
- ½ taza de mantequilla de mango
- 1 taza de aceite de coco
- 1 cucharadita de aceite de vitamina E

Instrucciones:

1. Coloque los ingredientes en un bol de cristal y bátelos hasta que estén suaves.
2. Vierta la mantequilla en tarros esterilizados y guárdela en un lugar fresco.

2. Manteca corporal de chocolate y mandarina

Levanta la mano si te gusta el aroma celestial de la mandarina con chocolate. Esta manteca corporal es fantástica para la piel. Los aromas naturales proporcionan una inyección de ánimo que te hará pasar la mañana y la tarde en una dulce bruma.

Cantidad: 12 onzas

Ingredientes:

- 1 cucharadita de ralladura de mandarina
- 1 cucharadita de aceite esencial de cacao
- 1 ½ tazas de mantequilla de coco*.

Instrucciones:

1. Coloque los ingredientes en un recipiente de cristal y bátalos hasta que queden bien.
2. Vierta la mantequilla en tarros esterilizados y guárdela en un lugar fresco.

*Nota: Puedes hacer tu mantequilla de coco procesando el coco rallado sin azúcar en un procesador de alimentos hasta que esté completamente suave.

3. Manteca de fresa y vainilla

Mantente dulce durante todo el día con la encantadora mantequilla con fresas y vainilla. Las fresas contienen ácido elágico, que ayuda a estimular la producción de colágeno y, a su vez, hace que envejezcas más lentamente. Como en el caso del aceite esencial de semilla de frambuesa, no existe un aceite esencial de fresa, por lo que debes asegurarte de comprar sólo aceite esencial de semilla de fresa lo que te garantizará que estás obteniendo un producto totalmente natural.

Cantidad: 16 onzas

Ingredientes:

- 2 cucharaditas de aceite esencial de semillas de fresa
- 1 taza de manteca de karité
- ½ taza de aceite de coco
- ½ taza de aceite de jojoba

Instrucciones:

1. Llena un cazo hasta la mitad con agua y calienta a fuego medio.
2. Agarra un bol de cristal que quepa en la boca de la cacerola.
3. Coloca la manteca de karité y el aceite de coco en el bol de cristal y revuelva hasta que se fundan. Retira el bol y colócalo en una superficie fría. Añade los aceites, remueve y enfría la mezcla en la nevera durante media hora.
4. Una vez que la mezcla esté fría, utiliza una batidora de inmersión manual para batir la mantequilla hasta que esté cremosa.
5. Vierte la mantequilla en tarros limpios con tapas herméticas y guárdala en un lugar fresco hasta su uso.

4.　　Manteca corporal dorada

Cómo brilla y resplandece. Después de usar esta manteca, brillarás gracias a la combinación de cacao en polvo y miel, que crea un aspecto ligeramente bronceado.

Cantidad: 16 onzas

Ingredientes:

- 2 cucharadas de cacao en polvo
- 2 cucharadas de miel cruda
- 1 taza de manteca de karité
- ½ taza de aceite de coco
- ½ taza de aceite de jojoba

Instrucciones:

1. Llena una cacerola con agua hasta la mitad y caliéntala a fuego medio.
2. Agarra un bol de cristal que quepa en la boca de la cacerola.
3. Coloca la manteca de karité y el aceite de coco en el bol de cristal y remueve hasta que se derrita.
4. Retira el bol y colócalo en una superficie fría.
5. Añade el resto de los ingredientes, remueve y enfría la mezcla en la nevera durante media hora. Una vez fría, utiliza una batidora de inmersión manual para batir la mantequilla hasta que esté cremosa.
6. Vierte la mantequilla en tarros limpios con tapas herméticas y guárdala en un lugar fresco hasta su uso.

5. Manteca corporal de mango

Esta sencilla y rica manteca es ideal para usar en invierno. Después de ducharse, úntese los pies con ella, póngase los calcetines y despiértese por la mañana con unos pies tan suaves que le parecerá que puede flotar.

Cantidad: 14 onzas

Ingredientes:

- 1 taza de mantequilla de mango
- ½ taza de aceite de coco
- 1 cucharadita de aceite de vitamina E
- 2 cucharadas de gel de aloe

Instrucciones:

1. Llena una cacerola con agua hasta la mitad y caliéntala a fuego medio.
2. Agarra un bol de cristal que quepa en la boca de la cacerola.
3. Coloca la mantequilla de mango y el aceite de coco en el bol de cristal y revuelve hasta que se derrita.
4. Retira el bol y colócalo en una superficie fría.
5. Añade el resto de los ingredientes, remueve y enfría la mezcla en la nevera durante media hora. Una vez que la mezcla esté fría, utiliza una batidora de inmersión manual para batir la mantequilla hasta que esté cremosa.
6. Vierte la mantequilla en tarros limpios con tapas herméticas y guárdala en un lugar fresco hasta su uso.

6. Manteca corporal de canela

El agradable aroma de la canela puede hacer que te sientas como en casa estés donde estés. Cuando se utiliza en una loción, le dará esa misma sensación de confort acogedor. Con sus propiedades antibacterianas, la canela también es maravillosa para la piel. Es calmante tanto para las articulaciones como para la piel.

Cantidad: 12 onzas

Ingredientes:

- 1 taza de manteca de cacao
- ½ taza de aceite de argán
- 1 cucharadita de aceite esencial de canela
- 1 cucharadita de aceite de semillas de arábica

Instrucciones:

1. Llena una cacerola con agua hasta la mitad y caliéntala a fuego medio.
2. Agarra un bol de cristal que quepa en la boca de la cacerola.
3. Coloca la manteca de cacao y el aceite de coco en el bol de cristal y revuelve hasta que se fundan.
4. Retira el bol y colócalo en una superficie fría.
5. Añade el resto de ingredientes, remueve y enfría en la nevera durante media hora.
6. Una vez que la mezcla esté fría, utiliza una batidora de inmersión manual para batir la mantequilla hasta que esté cremosa.
7. Vierte la mantequilla en tarros con tapas herméticas y guárdala en un lugar fresco hasta su uso.

7. Manteca corporal de cítricos para una piel brillante

El aceite de árbol de té es un antibacteriano, y el aceite de coco virgen extra y la manteca de karité proporcionarán a tu piel la hidratación que necesita durante todo el día. El aceite esencial de naranja mantendrá tu mente fresca y alerta.

Cantidad: 35 onzas.

Ingredientes:

- 3 tazas de aceite de coco virgen extra
- 10 ½ onzas de manteca de karité
- 5 gotas de aceite de árbol de té
- 20 gotas de aceite esencial de naranja dulce
- 20 gotas de aceite esencial de limón

Instrucciones:

1. Mezcla la manteca de karité y el aceite de coco en un tarro, por ejemplo un tarro Mason. Cubre el tarro herméticamente con una tapa.
2. Crea un baño de agua en una cacerola y coloca el tarro en el agua. Deja que todos los ingredientes se derritan.
3. Retira la olla del fuego y añade el aceite de árbol de té y los aceites esenciales. Mezcla bien y deja enfriar durante unos 30 minutos.
4. Congela la mezcla durante 10–15 minutos o más. Cuando los aceites empiecen a solidificarse, sácala del congelador y bátala con un batidor hasta obtener una consistencia de mantequilla ligera.
5. Coloque la mantequilla en un tarro limpio. Cierra bien la tapa y colócalo en un lugar fresco y seco.

8. Manteca corporal de vainilla

Esta manteca corporal te hará sentirte rejuvenecido durante todo el día, gracias a su agradable y relajante aroma a vainilla. También ayuda a relajar el cuerpo y la mente. La manteca de cacao ayuda a nutrir la piel en profundidad, y el aceite de almendras le aporta la tan necesaria vitamina E.

Cantidad: 16 onzas

Ingredientes:

- 1 taza de manteca de cacao cruda
- ½ taza de aceite de almendras dulces
- ½ taza de aceite de coco
- 2 vainas de vainilla

Instrucciones:

1. Combina la manteca de cacao y el aceite de coco en una sartén. Coloque la sartén a fuego lento. Cuando los ingredientes se hayan derretido, retíralos del fuego y apártalos para que se enfríen.

2. Muele las vainas de vainilla en un molinillo de café o en un robot de cocina.

3. Añade el aceite de almendras dulces y las semillas de vainilla molidas a la mezcla de manteca de cacao y aceite de coco enfriado. Mezcla bien y congela durante unos 20–25 minutos.

4. Bata la mezcla en un procesador de alimentos hasta que esté cremosa y mantecosa.

5. Vierte la mantequilla en un tarro de cristal con tapa. Refrigera y utiliza cuando sea necesario.

9. Manteca corporal de aloe vera

El aloe vera calma la piel y previene la inflamación de la misma. Las tres mantecas de esta receta proporcionarán a tu piel la hidratación que tanto necesita y la mantendrán suave y flexible. Los aceites esenciales relajan la mente y el cuerpo. El aceite de semilla de uva y la cera de abejas ayudarán a prevenir enfermedades de la piel como erupciones, eczemas y acné.

Cantidad: 30 onzas

Ingredientes:

- 6 onzas de manteca de karité
- 4 onzas de mantequilla de mango
- 2 onzas de mantequilla de coco
- 2 onzas de aceite de coco
- 6 onzas de aceite de semilla de uva
- 1 onza de cera de abeja
- 4 onzas de agua destilada
- 4 onzas de gel de aloe vera
- 40 gotas de aceite esencial de naranja dulce
- 40 gotas de aceite esencial de pachuli
- 20 gotas de aceite esencial de lavanda

Instrucciones:

1. Esteriliza los tarros.
2. Mezcla la manteca de karité, la manteca de mango, la manteca de coco, el aceite de coco, el aceite de semilla de uva y la cera de abeja en un bol de cristal resistente al calor.
3. Coloque un baño de agua en un cazo y coloque el bol sobre el cazo. Deja que se derritan todos los ingredientes.
4. Retira la mezcla del fuego y deja enfriar un rato.
5. Coloque una batidora de inmersión o una batidora de mano en el bol. Deja que funcione a baja velocidad.

6. Vierte lentamente el agua y el gel de aloe vera. La mezcla se volverá homogénea y cremosa una vez que se empiece a batir. Continúe batiendo hasta que se mezcle bien.

7. Añade los aceites esenciales. Mezcla bien hasta alcanzar la consistencia deseada.

8. Introduce la mantequilla con una cuchara en los tarros esterilizados. Cierra bien las tapas y guárdalos en un lugar fresco y seco.

Capítulo 4

Mantecas hidratantes para el cuerpo

Pautas para hidratar la piel

Antes de que empieces a preparar las mantecas corporales, aquí tienes algunos recordatorios clave a la hora de hidratar tu piel:

- Utiliza siempre jabones suaves en lugar de jabones fuertes. Los jabones fuertes no suelen hacer nada por la piel, sino que la resecan.

- Toma una buena cantidad de ácidos grasos omega 3 saludables de fuentes animales como el pescado o el aceite de krill. Son mejores que los que se encuentran en las plantas.

- No te laves las manos con demasiada frecuencia, ya que acabarás resecándolas. El lavado extrae los aceites naturales de tu piel. Hazlo con demasiada frecuencia y acabarás dándote más problemas, ya que empezarás a desarrollar algunas grietas en tu piel. Esto facilita la aparición de infecciones bacterianas.

10.   Manteca corporal de naranja, almendra y mango

Ingredientes:

- 1 ¹/₃ de taza de mantequilla de mango
- 2/3 de taza de aceite de almendras
- 7 gotas de aceite esencial de naranja dulce

Instrucciones:

1. En una caldera doble, derrite lo esencial: La mantequilla y la cera (si hay).
2. Deja que se enfríe a temperatura ambiente.
3. Añade los aceites líquidos, los aceites esenciales y el resto de los ingredientes y revuelve.
4. Con una batidora, bata a baja velocidad durante el primer minuto y mezcle bien.
5. Pasa lentamente a la velocidad alta hasta que alcance el volumen y la consistencia que deseas.
6. Almacene en un lugar fresco y seco.

11.   Manteca corporal de jazmín y oliva

Ingredientes:

- 1 ¹/₃ de taza de manteca de karité
- 2/3 de taza de aceite de oliva
- 5 gotas de aceite esencial de jazmín

Instrucciones:

1. En una caldera doble, derrite lo esencial: La mantequilla y la cera (si hay).
2. Deja que se enfríe a temperatura ambiente.
3. Añade los aceites líquidos, los aceites esenciales y el resto de los ingredientes y revuelve.
4. Con una batidora, bata a baja velocidad durante el primer minuto y mezcle bien.
5. Pasa lentamente a la velocidad alta hasta que alcance el volumen y la consistencia que deseas.
6. Almacene en un lugar fresco y seco.

12.   Manteca corporal de madera de cedro y coco

Ingredientes:

- 1 ½ taza de manteca de karité
- ½ taza de aceite de coco
- 5 gotas de aceite esencial de madera de cedro

Instrucciones:

1. En una caldera doble, derrite lo esencial: La mantequilla y la cera (si hay).
2. Deja que se enfríe a temperatura ambiente.
3. Añade los aceites líquidos, los aceites esenciales y el resto de los ingredientes y revuelve.
4. Con una batidora, bata a baja velocidad durante el primer minuto y mezcle bien.
5. Pasa lentamente a la velocidad alta hasta que alcance el volumen y la consistencia que deseas.
6. Almacene en un lugar fresco y seco.

13. Manteca corporal de mandarina y aceite de oliva

Ingredientes:

- 1 $^1/_3$ de taza de mantequilla de mango
- 2/3 de taza de aceite de oliva
- 8 gotas de aceite esencial de mandarina

Instrucciones:

1. En una caldera doble, derrite lo esencial: La mantequilla y la cera (si hay).
2. Deja que se enfríe a temperatura ambiente.
3. Añade los aceites líquidos, los aceites esenciales y el resto de los ingredientes y revuelve.
4. Con una batidora, bata a baja velocidad durante el primer minuto y mezcle bien.
5. Pasa lentamente a la velocidad alta hasta que alcance el volumen y la consistencia que deseas.
6. Almacene en un lugar fresco y seco.

14.   Manteca corporal de manzanilla romana y aceite de oliva

Ingredientes:

- 1 ¹/₃ de taza de manteca de cacao
- 2/3 de taza de aceite de coco extra virgen
- 10 gotas de aceite esencial de manzanilla romana

Instrucciones:

1. En una caldera doble, derrite lo esencial: La mantequilla y la cera (si hay).
2. Deja que se enfríe a temperatura ambiente.
3. Añade los aceites líquidos, los aceites esenciales y el resto de los ingredientes y revuelve.
4. Con una batidora, bata a baja velocidad durante el primer minuto y mezcle bien.
5. Pasa lentamente a la velocidad alta hasta que alcance el volumen y la consistencia que deseas.
6. Almacene en un lugar fresco y seco.

15. Manteca corporal de salvia y coco

Ingredientes:

- 1 ¹/₃ de taza de manteca de karité
- 2/3 de taza de aceite de coco
- 5–10 gotas de aceite esencial de salvia romana

Instrucciones:

1. En una caldera doble, derrite lo esencial: La mantequilla y la cera (si hay).
2. Deja que se enfríe a temperatura ambiente.
3. Añade los aceites líquidos, los aceites esenciales y el resto de los ingredientes y revuelve.
4. Con una batidora, bata a baja velocidad durante el primer minuto y mezcle bien.
5. Pasa lentamente a la velocidad alta hasta que alcance el volumen y la consistencia que deseas.
6. Almacene en un lugar fresco y seco.

16.   Manteca corporal de mandarina y aceite de oliva

Ingredientes:

- 1 $^1/_3$ de taza de manteca corporal sólida

- 2/3 de taza de aceite de oliva

- 5–10 gotas de aceite esencial de mandarina

Instrucciones:

1. En una caldera doble, derrite lo esencial: La mantequilla y la cera (si hay).

2. Deja que se enfríe a temperatura ambiente.

3. Añade los aceites líquidos, los aceites esenciales y el resto de los ingredientes y revuelve.

4. Con una batidora, bata a baja velocidad durante el primer minuto y mezcle bien.

5. Pasa lentamente a la velocidad alta hasta que alcance el volumen y la consistencia que deseas.

6. Almacene en un lugar fresco y seco.

17.   Manteca corporal de romero, coco y aceite de oliva

Ingredientes:

- 1 ¹/₃ de taza de mantequilla de mango
- ¹/₃ de taza de aceite de oliva
- ¹/₃ de taza de aceite de coco virgen extra
- 5–10 gotas de aceite esencial de romero

Instrucciones:

1. En una caldera doble, derrite lo esencial: La mantequilla y la cera (si hay).
2. Deja que se enfríe a temperatura ambiente.
3. Añade los aceites líquidos, los aceites esenciales y el resto de los ingredientes y revuelve.
4. Con una batidora, bata a baja velocidad durante el primer minuto y mezcle bien.
5. Pasa lentamente a la velocidad alta hasta que alcance el volumen y la consistencia que deseas.
6. Almacene en un lugar fresco y seco.

18. Manteca corporal de aceituna y nuez de macadamia

Ingredientes:

- 1 $^1/_3$ de taza de manteca de karité
- $^1/_3$ de taza de aceite de nuez de macadamia
- $^1/_3$ de taza de aceite de oliva
- 5–10 gotas de aceite esencial de neroli

Instrucciones:

1. En una caldera doble, derrite lo esencial: La mantequilla y la cera (si hay).
2. Deja que se enfríe a temperatura ambiente.
3. Añade los aceites líquidos, los aceites esenciales y el resto de los ingredientes y revuelve.
4. Con una batidora, bata a baja velocidad durante el primer minuto y mezcle bien.
5. Pasa lentamente a la velocidad alta hasta que alcance el volumen y la consistencia que deseas.
6. Almacene en un lugar fresco y seco.

19.   Manteca corporal de vetiver y aceite de cacahuete

Ingredientes:

- 1 $^1/_3$ de taza de manteca de karité
- 2/3 de taza de aceite de cacahuete
- 5–10 gotas de aceite esencial de vetiver

Instrucciones:

1. En una caldera doble, derrite lo esencial: La mantequilla y la cera (si hay).
2. Deja que se enfríe a temperatura ambiente.
3. Añade los aceites líquidos, los aceites esenciales y el resto de los ingredientes y revuelve.
4. Con una batidora, bata a baja velocidad durante el primer minuto y mezcle bien.
5. Pasa lentamente a la velocidad alta hasta que alcance el volumen y la consistencia que deseas.
6. Almacene en un lugar fresco y seco.

20.   Manteca corporal de aceite de oliva y nuez de macadamia con limón

Ingredientes:

- 1 $^1/_3$ de taza de manteca de cacao
- $^1/_3$ de taza de aceite de nuez de macadamia
- $^1/_3$ de taza de aceite de oliva
- 5–10 gotas de aceite esencial de limón

Instrucciones:

1. En una caldera doble, derrite lo esencial: La mantequilla y la cera (si hay).
2. Deja que se enfríe a temperatura ambiente.
3. Añade los aceites líquidos, los aceites esenciales y el resto de los ingredientes y revuelve.
4. Con una batidora, bata a baja velocidad durante el primer minuto y mezcle bien.
5. Pasa lentamente a la velocidad alta hasta que alcance el volumen y la consistencia que deseas.
6. Almacene en un lugar fresco y seco.

21.   Manteca corporal de lavanda y aceite de coco

Ingredientes:

- 1 taza de manteca de cacao
- $^1/_3$ de taza de cera de abeja
- 2/3 de taza de aceite de coco virgen extra
- 5–10 gotas de aceite esencial de lavanda

Instrucciones:

1. En una caldera doble, derrite lo esencial: La mantequilla y la cera (si hay).
2. Deja que se enfríe a temperatura ambiente.
3. Añade los aceites líquidos, los aceites esenciales y el resto de los ingredientes y revuelve.
4. Con una batidora, bata a baja velocidad durante el primer minuto y mezcle bien.
5. Pasa lentamente a la velocidad alta hasta que alcance el volumen y la consistencia que deseas.
6. Almacene en un lugar fresco y seco.

22. Manteca corporal de rosa y jojoba

Ingredientes:

- 1 $^1/_3$ de taza de manteca de cacao
- 2/3 de taza de aceite de jojoba
- 5–10 gotas de aceite esencial de rosa

Instrucciones:

1. En una caldera doble, derrite lo esencial: La mantequilla y la cera (si hay).
2. Deja que se enfríe a temperatura ambiente.
3. Añade los aceites líquidos, los aceites esenciales y el resto de los ingredientes y revuelve.
4. Con una batidora, bata a baja velocidad durante el primer minuto y mezcle bien.
5. Pasa lentamente a la velocidad alta hasta que alcance el volumen y la consistencia que deseas.
6. Almacene en un lugar fresco y seco.

23. Manteca corporal de sándalo y oliva

Ingredientes:

- 1 $^1/_3$ de taza de manteca de cacao
- 2/3 de taza de aceite de oliva virgen extra
- 5–10 gotas de aceite esencial de sándalo

Instrucciones:

1. En una caldera doble, derrite lo esencial: La mantequilla y la cera (si hay).
2. Deja que se enfríe a temperatura ambiente.
3. Añade los aceites líquidos, los aceites esenciales y el resto de los ingredientes y revuelve.
4. Con una batidora, bata a baja velocidad durante el primer minuto y mezcle bien.
5. Pasa lentamente a la velocidad alta hasta que alcance el volumen y la consistencia que deseas.
6. Almacene en un lugar fresco y seco.

24. Manteca corporal de jazmín y rosa

Ingredientes:

- 1 $^1/_3$ de taza de manteca de karité
- 2/3 de taza de aceite de oliva
- 10 gotas de aceite esencial de jazmín
- 5 gotas de aceite esencial de rosa

Instrucciones:

1. En una caldera doble, derrite lo esencial: La mantequilla y la cera (si hay).
2. Deja que se enfríe a temperatura ambiente.
3. Añade los aceites líquidos, los aceites esenciales y el resto de los ingredientes y revuelve.
4. Con una batidora, bata a baja velocidad durante el primer minuto y mezcle bien.
5. Pasa lentamente a la velocidad alta hasta que alcance el volumen y la consistencia que deseas.
6. Almacene en un lugar fresco y seco.

25. Manteca corporal de bayas de enebro y aceitunas

Ingredientes:

- 1 $1/3$ de taza de manteca de cacao
- $1/4$ de taza de aceite de semillas de uva
- $1/2$ taza de aceite de oliva
- 5–10 gotas de aceite esencial de bayas de enebro

Instrucciones:

1. En una caldera doble, derrite lo esencial: La mantequilla y la cera (si hay).
2. Deja que se enfríe a temperatura ambiente.
3. Añade los aceites líquidos, los aceites esenciales y el resto de los ingredientes y revuelve.
4. Con una batidora, bata a baja velocidad durante el primer minuto y mezcle bien.
5. Pasa lentamente a la velocidad alta hasta que alcance el volumen y la consistencia que deseas.
6. Almacene en un lugar fresco y seco.

26.   Manteca corporal de mandarina y semillas de zanahoria

Ingredientes:

- 1 ¹/₃ de taza de manteca de cacao

- 2/3 de taza de aceite de jojoba

- 5 gotas de aceite esencial de semilla de zanahoria

- 3 gotas de aceite esencial de mandarina

Instrucciones:

1. En una caldera doble, derrite lo esencial: La mantequilla y la cera (si hay).

2. Deja que se enfríe a temperatura ambiente.

3. Añade los aceites líquidos, los aceites esenciales y el resto de los ingredientes y revuelve.

4. Con una batidora, bata a baja velocidad durante el primer minuto y mezcle bien.

5. Pasa lentamente a la velocidad alta hasta que alcance el volumen y la consistencia que deseas.

6. Almacene en un lugar fresco y seco.

27. Manteca corporal de madera de cedro y cacahuete

Ingredientes:

- 1 $^1/_3$ de taza de manteca de karité
- 2/3 de taza de aceite de cacahuete
- 9 gotas de aceite esencial de madera de cedro

Instrucciones:

1. En una caldera doble, derrite lo esencial: La mantequilla y la cera (si hay).
2. Deja que se enfríe a temperatura ambiente.
3. Añade los aceites líquidos, los aceites esenciales y el resto de los ingredientes y revuelve.
4. Con una batidora, bata a baja velocidad durante el primer minuto y mezcle bien.
5. Pasa lentamente a la velocidad alta hasta que alcance el volumen y la consistencia que deseas.
6. Almacene en un lugar fresco y seco.

Capítulo 5

Recetas básicas de manteca corporal

28. Manteca corporal de menta fresca

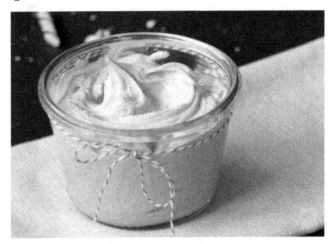

Ingredientes:

- ¼ taza de manteca de karité
- ¼ taza de manteca de cacao
- ¼ taza de aceite de coco
- ¼ de cucharadita de extracto de menta
- 2 cucharadas de aceite de vitamina E

Instucciones:

1. Junta todos los ingredientes excepto la menta en un recipiente apto para microondas o en una sartén, coloca a fuego medio alto y caliente durante unos 3 minutos.

2. Revuelve para asegurarte de que los trozos sólidos restantes se hayan derretido. Agrega el extracto de menta.

3. Transfiere al congelador por unos minutos o hasta que la mezcla comience a solidificarse pero aún este suave.

4. Transfiere a un tazón y bate durante 6 o 7 minutos hasta que esté suave y esponjoso. Deberás raspar los lados del tazón de vez en cuando para asegurarte de que todo se mezcle de manera uniforme.

5. Transfiere a frascos de almacenamiento y guárdalos en un lugar fresco y oscuro.

29. Manteca corporal de cítricos

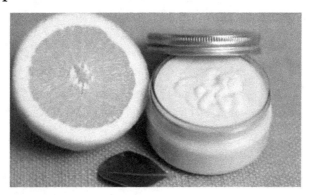

Ingredientes:

- ¼ de taza de mantequilla de cacao
- 6 cucharadas de aceite de coco
- 1 cucharadita de aceite esencial de limón
- 1 cucharada de aceite de vitamina E

Instrucciones:

1. Junta la mantequilla y el aceite de coco en una cacerola y ponerla a fuego lento hasta que se derrita y se caliente.

2. Retira del fuego y añadir el aceite de vitamina E y el aceite esencial, revuelve bien.

3. Deja enfriar a temperatura ambiente o hasta que se solidifique. Guárdalo en un lugar fresco y oscuro.

30. Manteca corporal de nueces

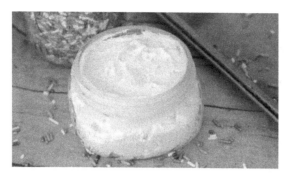

Ingredientes:

- 2 onzas de manteca de cacao
- 2 onzas de manteca de karité
- 2 onzas de manteca de monoi
- 3 cucharaditas de gel de aloe vera
- ¼ de cucharadita de aceite de vitamina E
- 3 cucharaditas de aceite de almendras dulces
- 1 cucharadita de aceite de argán
- 10 gotas de aceite de fragancia de coco exótico

Instrucciones:

1. Junta la manteca de cacao, la manteca de karité y las mantecas de monoi en una sartén, ponla a fuego medio-bajo, durante unos segundos o hasta que se derrita. Mantén el calor durante 20 minutos más, sin dejar que hierva.
2. Añade todos los ingredientes restantes y revuelve bien.
3. Vierte en un taza grande y tapa antes de dejar reposar toda la noche. Bate con una batidora de mano hasta que quede esponjoso.
4. Coloca en tarros de almacenamiento y guardar en un lugar fresco y oscuro.

31. Manteca corporal de bayas

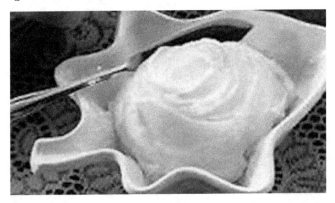

Ingredientes:

- 1 cucharada de arándanos congelados
- 1 cucharada de manteca de karité
- ¼ taza de aceite de coco
- 1 gota de aceite esencial de naranja

Instrucciones:

1. Junta la manteca de karité y el aceite de coco en un tazón mediano y mezcla bien durante 5 a 8 minutos.

2. Coloca los arándanos congelados en una taza de la licuadora, mezcla en trozos pequeños. Agrega los arándanos a la mezcla de aceite y mantequilla y tamiza a través de una malla fina con una espátula.

3. Agrega aceite y mezcla con una cuchara. Transfiere a un recipiente y guárdalo en el refrigerador.

32.   Manteca corporal de cera de abeja

Ingredientes:

- ½ taza de aceite de coco
- ½ taza de cera de abeja
- 1 taza de aceite de oliva virgen extra
- 20 gotas de aceite esencial de limón

Instrucciones:

1. Junta todos los ingredientes, excepto el aceite esencial, en un frasco de al menos una pinta. Calienta una pulgada de agua en una cacerola lo suficientemente grande como para contener el frasco se coloca ahora a fuego medio.

2. Cubre la parte superior del frasco (sin apretar) y ponlo en la cacerola con agua. Cuando se haya derretido y mezclado completamente, deja que se enfríe y añade el aceite esencial que desees a temperatura ambiente.

3. Revuelve cada 10–20 minutos para evitar que se separe antes de que se solidifique.

33. Manteca corporal tropical

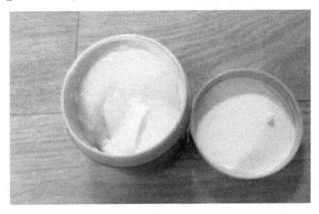

Ingredientes:

- ¼ de taza de aceite de albaricoque

- ¾ de taza de mantequilla de mango

- 1 cucharadita de aceite de fragancia de su elección

Instrucciones:

1. Junta todos los ingredientes en un tazón o una sárten apto para microondas. Caliéntalo a baja temperatura durante unos segundos, sólo para ablandarlo, no para derretirlo.

2. Revuelve bien la mantequilla en otro tazón para mezclarla, utilizando la batidora durante unos 5 minutos hasta que esté más líquido. Coloca el tazón en el congelador durante unos 10 minutos.

3. Saca del congelador y bate la mezcla durante unos segundos. Vuelve a poner el tazón en el congelador durante otros 5 minutos. Sácalo del congelador y vuelve a batirlo para asegurarte de que está bien mezclado.

4. Repite todo este proceso varias veces hasta que la mezcla tenga la consistencia de la nata montada. Ten cuidado de no derretir o congelar demasiado la mezcla.

34.   Manteca corporal antibacterial

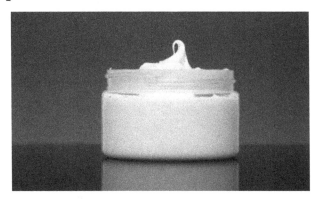

Ingredientes:

- 6 cucharadas de manteca de cacao

- 2 cucharadas de aceite de sésamo

- ½ taza de aceite de coco 15 gotas (o más) de aceite de árbol de té

- Tu aceite esencial favorito para cubrir el aroma del aceite del árbol del té

Instrucciones:

1. Pon la manteca de cacao en un recipiente, colócala a fuego medio bajo, asegúrate de que no se caliente demasiado, pero solo lo suficiente para derretir la mantequilla sólida.

2. Una vez derretido, retira del fuego y agrega el aceite de sésamo y aceite de coco, revuelve bien y deja que se solidifique a temperatura ambiente o acelerando el proceso mediante el uso de su congelador.

3. Una vez firme, bate bien con una batidora durante unos minutos. Si no bate bien, puedes llevarlo de vuelta a la nevera y dejar que se endurezca una vez más.

4. Agrega el aceite de árbol de té antes de mezclarlo por última vez. Guárdalo en un recipiente hermético y desinfectado. Déjalo en el refrigerador prolongará su vida útil.

35.   Manteca corporal de rosas

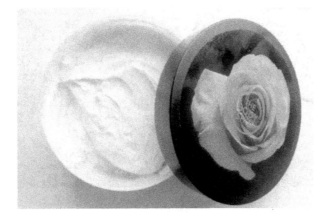

Ingredientes:

- 3 gramos de maicena
- 10 gotas de aceite de sésamo
- 60 gramos de aceite de coco refinado
- 10 gramos de aceite de jojoba
- 1 cucharadita de aceite de infusión de alkanet
- 10 gotas de aceite esencial de rosa

Instrucciones:

1. Agarra un tazón de cristal y mezcla en el todos los aceites excepto el de rosa. Añade la maicena y caliéntala sobre una cacerola con agua hirviendo a fuego lento o utilizando una caldera doble. Espera hasta que todo esté mezclado.

2. Deja que se enfríe a temperatura ambiente para que pueda cuajar lentamente.

3. Una vez que se haya enfriado, añade el aceite esencial de rosa y bata hasta que se asemeje a un glaseado. Tiene que quedar ligero pero firme y esponjoso.

4. Ponlo en un tarro desinfectado. Lo mejor es refrigerarlo.

36.   Manteca corporal con infusión de lavanda

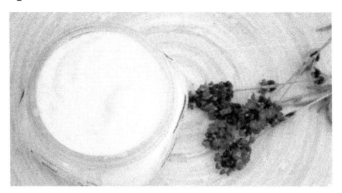

Ingredientes:

- 2 cucharadas de cera de abeja
- ½ cucharada de aceite de oliva
- 4 cucharadas de aceite de coco
- 3 cucharadas de gel de aloe vera
- 1 cucharada de aceite de sésamo
- 1 cucharadita de miel
- 2 cucharaditas de lanolina
- 1 cápsula de vitamina E
- 10 gotas de aceite esencial de lavanda

Instrucciones:

1. Junta el aceite junto con la cera de abejas y la miel en un recipiente, caliéntalo a fuego medio-bajo durante unos segundos o hasta que se derrita.

2. Calienta el aloe en una sartén, colóquelo a fuego medio-bajo, hasta que se derrita Una vez derretido, añada su mezcla de cera de abejas y revuelva hasta que se mezcle bien.

3. Añade tu lanolina y remueve de nuevo. Una vez que todo se haya incorporado correctamente, baje aún más el fuego y añada su aceite esencial junto con la vitamina E.

4. Deja que se enfríe durante unos 30 minutos o más, dependiendo de la necesidad. Bátelo hasta que quede suave.

5. Pásalo a un tarro pequeño y déjalo enfriar antes de taparlo.

37. Manteca corporal de coco con infusión de menta

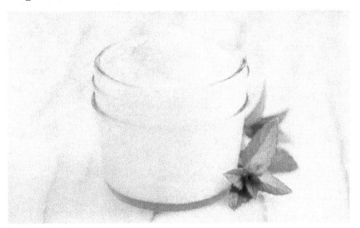

Ingredientes:

- 1 cucharada de aceite de coco con infusión de menta
- 1 cucharada de aceite de oliva
- pétalos de rosa secos o romero fresco
- 2 cucharadas de manteca de karité sólida
- 1 ml de vitamina E o 1 cápsula
- 7 gotas de aceite esencial de lima o lavanda

Instrucciones:

1. Junta el aceite de coco y la manteca de karité en un recipiente, colócalo a fuego medio-bajo, durante unos segundos o hasta que se derrita.

2. Añade las hierbas, si las utiliza. Si se añade el romero o los pétalos de rosa, asegúrate de calentar esta mezcla durante unos 30 minutos.

3. Después, cuélalo con cuidado y exprime el aceite de las hierbas. Espera a que la mezcla se enfríe antes de añadir la vitamina E y los aceites esenciales que hayas elegido.

4. Bate hasta que quede esponjoso y piensa. Esto debería llevar entre 5 y 10 minutos. Puedes dejar que se enfríe durante más tiempo para que sea más fácil batir.

5. Transfiérelo a un frasco desinfectado y ya está.

38.   Manteca corporal de magnesio con aceite de coco

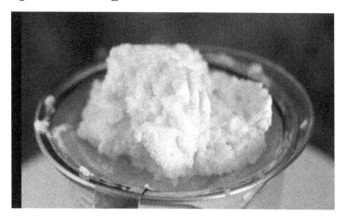

Ingredientes:

- 2 cucharadas de pastillas de cera de abeja
- ½ taza de copos de magnesio
- ¼ taza de aceite de coco sin refinar
- 3 cucharadas de agua hirviendo
- 3 cucharadas de manteca de karité

Instrucciones:

1. Junta los copos de magnesio y el agua hirviendo en un pequeño recipiente, revuelve bien hasta que se disuelva completamente. Aparta y deja que se enfríe.

2. Toma un tarro de masón o cualquier cosa similar y colócalo en una cacerola pequeña que contenga media pulgada de agua. En el tarro, combina tu cera de abeja, el aceite de coco y la manteca de karité. Mantén el fuego a temperatura media.

3. Una vez que se haya derretido bien, retira el tarro de la sartén con mucho cuidado, ya que podría estar muy caliente. Deja que se enfríe a temperatura ambiente. La mezcla debe volverse ligeramente opaca.

4. Pásala a un vaso de batidora y bátala bien a velocidad media.

5. Mientras bates, añade poco a poco el magnesio disuelto a la mezcla. Sigue batiendo hasta que todo esté bien incorporado.

6. Pon la mezcla en la nevera para que se endurezca durante unos 15 minutos. Vuelve a ponerla en la batidora y bátela hasta obtener la consistencia deseada.

7. Ponlo en un recipiente desinfectado y para que se conserve más tiempo y guárdalo en la nevera.

39. Manteca corporal de chocolate blanco y menta

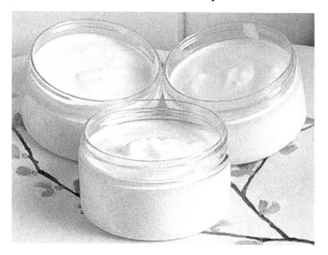

Ingredientes:

- ¼ de taza de aceite de coco
- ¼ de taza de manteca de cacao
- 1/8 de taza de aceite de aguacate
- 1 cucharadita de aceite de semillas de frambuesa roja
- 10 gotas de aceite esencial de menta

Instrucciones:

1. Derrite la mantequilla, el aceite de aguacate y el aceite de coco, en una cacerola a fuego lento. Asegúrate de que no esté muy caliente. Sólo lo suficiente para que se derrita la mezcla.

2. Retira del fuego y dejar que se enfríe durante unos 5 minutos. Añade la mezcla de aceite de semillas de frambuesa y transfiérela al congelador o al frigorífico. Deja que se enfríe durante unos 60 minutos o hasta que esté lo suficientemente firme como para batirla. Aunque quede algo de líquido, una pequeña cantidad debería estar bien.

3. Saca del refrigerador y añadir el aceite esencial.

4. Bátelo durante unos minutos hasta que alcance la consistencia deseada, firme pero no demasiada. Si no se bate bien, devuélvalo a la nevera y déjelo enfriar un poco más.

Capítulo 6

Recetas de manteca corporal para fines específicos

40. Manteca corporal de naranja dulce Wake Me Up

El aroma cítrico del limón y la naranja combinados es tan refrescante que casi instantáneamente te despierta y te llena de energía. Úsalo después de tu ducha matutina para obtener ese impulso extra de energía y comenzar tu día.

Ingredientes:

- 1 taza de anteca de karité
- Media taza de aceite de almendras dulces
- Media taza aceite de coco
- 20 gotas de aceite esencial de naranja dulce
- 10 gotas de aceite esencial de limón

Instrucciones:

1. Derrite la manteca de karité en un cazo al baño María.
2. Ahora, añade el aceite de coco y remueve continuamente, dejando que se mezcle.
3. Retira del fuego y deja esta mezcla a temperatura ambiente durante treinta minutos.
4. Añade el aceite de almendras dulces, el aceite esencial de naranja dulce y el aceite esencial de limón una vez que la mezcla se haya enfriado.
5. Revuelve bien y coloque esta mezcla en la nevera durante unas dos horas.
6. Empieza a batir la manteca corporal cuando adquiera una consistencia semisólida.
7. Bate hasta que se formen picos y adquiera una consistencia mantecosa.
8. Transfiérela a un tarro de cristal y disfruta de cómo el limón y la naranja hacen su magia en tu piel.

41. La magia de la manteca corporal de magnesio

Sí, el magnesio es realmente mágico, ya que ayuda a la absorción de la vitamina D. Es estupendo para los músculos doloridos y puede utilizarse con seguridad en los niños gracias a sus ingredientes totalmente naturales. También ayuda a nutrir la piel para que esté más suave y sedosa.

Ingredientes:

- Media taza de Aceite de coco
- 4 cucharadas de cera de abejas
- ¼ taza de manteca de karité
- ½ taza de copos de magnesio natural

Instrucciones:

1. Toma los copos de magnesio en un pequeño recipiente y vierte sobre ellos unas tres cucharadas de agua hirviendo.
2. Sigue removiendo hasta que se disuelva y se forme un líquido espeso. Déjalo a un lado para que se enfríe.
3. En una cacerola aparte, coloca el aceite de coco, la manteca de karité y la cera de abejas y, utilizando el método de la caldera doble, caliéntalos a fuego lento hasta que se derritan y se mezclen.
4. Una vez mezclados, retira la mezcla del fuego y déjala enfriar.
5. Vierte el líquido de magnesio en esta mezcla, una vez que se enfríe y bata con una batidora de mano.
6. Bate durante unos 10 minutos y guarda en la nevera para que se enfríe.
7. Vuelve a batir hasta que la mezcla adquiera una consistencia semisólida.
8. Continúa batiendo hasta que note una consistencia parecida a la de la mantequilla.
9. Vierte en un tarro de cristal, cierra con una tapa y guárdalo en un lugar fresco y seco.
10. Un pequeño lote puede conservarse hasta tres meses sin problemas.

42. Manteca corporal de mango magnética

El elevado número de antioxidantes del mango facilita la limpieza y suavización de la piel, eliminando los puntos negros y las manchas y limpiando los poros obstruidos. Refresca el cuerpo y confiere un brillo saludable a la piel. El aroma afrutado hace que vuelvas por más. No es de extrañar que se llame magnético.

Ingredientes:

- 1 taza aceite de coco
- Media taza manteca de karité
- Media taza mantequilla de mango
- 30 gotas aceite esencial de mango

Instrucciones:

1. En una cacerola, derrita suavemente el aceite de coco y la manteca de karité a fuego muy lento, utilizando el método de la caldera doble.
2. Cuando la mezcla se integre, añade lentamente la mantequilla de mango y mézclela durante un minuto aproximadamente.
3. Apaga el fuego después de un minuto y deja que se asiente durante aproximadamente veinte minutos.
4. Cuando se enfríe un poco, añade treinta gotas de aceite esencial de mango a la mezcla.
5. Déjalo a temperatura ambiente durante unas doce horas.
6. Ya debería parecer semisólido.
7. Bate la mezcla hasta que quede esponjosa y ligera.
8. Coloca en un tarro de cristal hermético.

Mima tu piel con la magnífica fragancia afrutada del mango y la nutrición del aceite de coco y la manteca de karité. ¿No es celestial?

43.   Manteca corporal de lavanda

Relajante, rejuvenecedor, calmante: Estas son las palabras que describen la deliciosa manteca corporal de lavanda. ¿Quieres tratar tus quemaduras solares? Elige este paquete completamente nutritivo y refrescante que te proporcionará un rejuvenecimiento definitivo.

Ingredientes:

- 1 taza de aceite de coco
- ¼ de taza de aceite de oliva
- ½ taza cera de abeja
- ¼ taza de miel
- 4 cucharadas soperas de gel de aloe vera
- 2 cucharadas soperas de lanolina
- 25 gotas de aceite esencial de lavanda
- 1 cápsula de vitamina E

Instrucciones:

1. En una sartén, derrite el aceite de coco, el aceite de oliva, la cera de abejas y la miel a fuego muy lento, utilizando el método de la caldera doble.

2. En una cacerola aparte, utilizando el mismo método de doble caldera, caliente el aloe vera. Mézclalo con la mezcla de cera de abeja una vez que se derrita. Sigue removiendo.

3. Mezcla con la lanolina y revuelva suavemente.

4. Cuando todo se haya mezclado, apaga el fuego y añade la vitamina E y el aceite esencial de lavanda.

5. Bate con una batidora de mano hasta que esté suave, ligera y esponjosa.

6. Viértelo en pequeños tarros de cristal y deja que se enfríe antes de utilizarlo. Esto es lo que llamamos simplicidad en una botella.

44.   Mágica manteca corporal de mango cítrico

Haciendo honor a su nombre, esta manteca corporal es un poco cítrica y un poco de mango. Realmente mágica en la piel, es un gran nutriente y su fragancia afrutada te asegura una segunda tanda.

Ingredientes:

- ¼ taza de cera de abejas
- ¾ taza de manteca de cacao
- ¾ taza de manteca de karité
- 1 taza de mantequilla de mango
- 4 cucharadas de soperas aceite de almendras
- 2 cápsulas de vitamina E
- 10 gotas de aceite esencial de naranja dulce
- 10 gotas de aceite esencial de lima
- 20 gotas de aceite esencial de limón

Instrucciones:

1. En un cazo, derrite la manteca de cacao, la cera de abejas, la manteca de karité y la manteca de mango a fuego medio lento, utilizando el método de la caldera doble. Deja que la mezcla permanezca en el fuego durante unos 20 minutos para que se mezcle bien y no se vuelva granulosa al enfriarse. No te olvides de revolver constantemente.
2. Añade el aceite de almendras y la vitamina E y retira del fuego.
3. Añade los aceites esenciales y revuelve bien, asegurándote de que todo se mezcle bien.
4. Deja que la mezcla se enfríe y cuaje en tarros de cristal.

¡Voilà! La manteca corporal de mango cítrica, lista para usar y además sin batir.

Es posible que necesites un pequeño masaje, y ya que deja una sensación un poco aceitosa en la piel, por lo que es mejor utilizarla por la noche. Créame, te despertarás con una piel más fresca, flexible y satinada.

45.   Mímate con la manteca corporal rosa

Haciendo honor a su nombre, esta manteca corporal es un poco cítrica y un poco de mango. Verdaderamente mágica en la piel, es un gran nutriente y su fragancia afrutada garantiza que se haga una segunda tanda.

Ingredientes:

- 1 taza de aceite de coco
- 4 cucharadas soperas de aceite de jojoba
- ½ taza de manteca de karité
- 4g de fécula de maíz
- 20 gotas de aceite esencial de rosa

Instrucciones:

1. En una cacerola, derrita suavemente el aceite de coco, el aceite de jojoba, la manteca de karité y el almidón de maíz a fuego medio lento, utilizando el método de la caldera doble.
2. Revuelve continuamente hasta que todo se mezcle bien y se integre.
3. Retira del fuego y deja enfriar durante unos treinta minutos.
4. Incorpora el aceite esencial de rosa y mezcla bien.
5. Deja que la mezcla cuaje en el frigorífico durante unas dos horas o hasta que adquiera una consistencia semisólida.
6. Saca del refrigerador y bata con una batidora de mano hasta que la mezcla quede ligera y esponjosa. Empezará a parecerse a un glaseado del pastel.
7. Vierte el producto en tarros de cristal y comience el proceso de mimar su cuerpo.
8. Consuma en un plazo de tres meses.

46.   Manteca corporal protectora de menta y romero

Esta creación nutritiva e hidratante lujosamente batida se infiltra instantáneamente en la piel y proporciona la máxima protección. Recomiendo el uso de aceite de nuez de kukui por su alta permeabilidad y sus propiedades calmantes. Si lo deseas, puedes sustituirlo por cualquier otro aceite de tu elección. El aceite de nuez de kukui puede nutrir y tratar la piel agrietada debido a la presencia de una gran cantidad de ácidos grasos esenciales: ácido linoleico y alfalinolénico. Esta manteca corporal es ideal para tratar la piel seca, el eczema o la psoriasis. También es ideal para las pieles sensibles. La menta de la manteca proporciona un gran aroma. Una auténtica delicia para la piel.

Ingredientes:

- ½ taza de manteca de cacao
- 1 taza de manteca de karité
- ½ taza de aceite de kukui
- 30 gotas de aceite esencial de menta verde
- 15 gotas de aceite esencial de romero

Instrucciones:

1. En un cazo, derrite la manteca de cacao, la manteca de karité y el aceite de nuez de kukui a fuego lento y medio, utilizando el método de la caldera doble.

2. Sigue revolviendo constantemente hasta que los aceites se mezclen. Esto tomará alrededor de ocho minutos.

3. Deja que la mezcla se enfríe a temperatura ambiente durante unos veinte minutos y luego pásela al congelador durante unos treinta minutos.

4. Luego, bate esta mezcla con tu batidora de mano durante unos diez minutos y vuelve a meterla en el congelador durante quince minutos.

5. Bátela una vez más hasta conseguir una consistencia parecida a la de la mantequilla y vuelve a guardarla en el congelador durante diez minutos.

6. Mezcla los aceites esenciales de menta verde y romero y bate una vez más hasta que la mezcla forme un pico.

7. Consérvalo en un lugar fresco y seco y utilízalo antes de sesenta días.

Te encanta que tu piel tenga un aspecto tan exquisito, ¿verdad?

Capítulo 7

Recetas complejas de manteca para el cuerpo

47.   Manteca corporal casera con aceite de jojoba

Con ricas mantecas de karité y cacao, esta manteca corporal de 4 ingredientes mantiene la piel suave y tersa incluso en los inviernos más secos.

Ingredientes:

- ⅓ taza de manteca de cacao
- ⅓ taza de manteca de karité
- ⅓ taza de aceite de jojoba
- 15-20 gotas de aceites esenciales

Instrucciones:

1. Crea una caldera doble en la estufa llenando una cacerola pequeña hasta la mitad con agua y colocando un tazón de vidrio en la abertura de la cacerola (el fondo del tazón no debe tocar el agua).

2. Añade la manteca de cacao y la manteca de karité al tazón y calienta el baño maría a fuego medio hasta que la manteca se derrita.

3. Retira el tazón del cazo y añade el aceite de jojoba. En este punto, puedes mezclar los aceites esenciales que quieras.

4. Pon el tazón en la nevera para que se enfríe durante unos 60 minutos.

5. Cuando la manteca se vuelva opaca y esté cuajada, saca el tazón de la nevera y utiliza la batidora de mano o la batidora eléctrica para batir la manteca corporal hasta que esté esponjosa, unos 2–3 minutos.

6. Vierte la manteca corporal en un recipiente hermético y guárdala a temperatura ambiente, al abrigo de la luz, durante un máximo de 6 meses.

48. Manteca Corporal de Incienso

Esta encantadora manteca corporal cremosa y suave huele tan bien que querrás comerla. Y contiene poderosos ingredientes que favorecen la salud de la piel.

Se ha demostrado que el aceite esencial de incienso revierte los signos del envejecimiento, las cicatrices y las estrías, y trata la piel seca.

Uno de los principales beneficios del aceite esencial de mirra es que ayuda a mantener la piel sana. También alivia la piel agrietada, y a menudo se añade a las lociones para aliviar las infecciones cutáneas como el eczema, el acné, la tiña y el pie de atleta.

Ingredientes:

- ¼ de taza de aceite de coco
- ¼ de taza de aceite de oliva
- ¼ de taza de manteca de karité
- ¼ de taza de cera de abeja
- 25 gotas de aceite esencial de incienso
- 25 gotas de aceite esencial de mirra

Instrucciones:

1. Coloca todos los ingredientes, excepto los aceites esenciales de incienso y mirra, en un recipiente de vidrio sobre una olla con agua hirviendo en la estufa.

2. Una vez que todos los ingredientes se hayan derretido y mezclado, retira el fuego, deja que se enfríe un poco y ponlo en la nevera durante 45 minutos.

3. Después de 45 minutos, sacar de la nevera y mezclar con una batidora de mano hasta que esté cremoso y esponjoso.

4. Añade los aceites esenciales y mezcla bien con una cuchara.

5. Guarda en un tarro de cristal. También es bonito ponerlo en un tarro pequeño y guardarlo en el bolso como crema de manos o hidratante de labios.

49. Manteca natural para pezones

¿Qué mejor manera de asegurarte de que tu crema para pezones es totalmente natural y segura para el bebé que hacerla tú misma? Y si estás leyendo esto y no eres una madre primeriza, lo más probable es que conozcas a alguien que sí lo sea... ¡y este sería un estupendo e increíblemente apreciado regalo hecho por ti mismo!

Ingreadientes:

- ¼ de taza de caléndula
- ¼ de taza de raíz de malvavisco
- 1 taza de aceite de oliva y/o aceite de coco
- ⅛ de taza de cera de abeja
- 2 cucharadas de manteca de karité Baraka

Instrucciones:

1. Coloca las hierbas en un frasco de vidrio y vierta el aceite encima. Asegúrate de que haya al menos una pulgada de espacio entre la mezcla y la parte superior del frasco. Enrosca bien la tapa. Prepara una olla de cocción lenta de tamaño medio y forra el fondo con una toalla de mano gruesa.

2. Coloca el tarro dentro y llena la olla de cocción lenta con agua hasta el nivel del aceite en el tarro, pero mantén el nivel del agua por debajo de la tapa. Poner la olla a fuego lento en la posición "caliente" y dejarla de 3 a 5 días, parcialmente tapada.

3. Añade más agua a la olla cuando sea necesario. Después de 3 a 5 días, saca la infusión de aceite de la olla y déjala enfriar un poco.

4. Cuela el aceite a través de un colador fino y una gasa en una pequeña salsera de acero inoxidable. Aprieta con las manos o utiliza el dorso de una cuchara para liberar el aceite terminado.

5. Tira las hierbas usadas. Añade la cera de abejas y la manteca de karité a la cacerola y pon el fuego a bajo.

6. Revuelve hasta que la cera y la manteca se hayan derretido. Vierte la mezcla en tarros de cristal o latas.

7. Deja que se enfríen completamente antes de poner las tapas. Fechar y etiquetar la crema para pezones. Guárdalos en un lugar fresco, seco y oscuro. Se conservarán durante varios meses.

50.   Iluminador y bronceado

A veces todos necesitamos un poco de magia extra, ¿verdad? Esta manteca corporal brillante está repleta de una mezcla multicolor de mica nacarada y purpurina iridiscente. Su esponjosa textura batida permite que la manteca se deslice sobre la piel, dejándola suave, flexible y cubierta de destellos.

Ingredientes:

- 40 gramos de manteca de cacao desodorizada
- 30 gramos de aceite de semillas de sandía
- 20 gramos de aceite de coco virgen
- 10 gramos de cera de candelilla
- 5 gramos de mica de brillo de lavanda
- 2 gramos de polvo de seda superfino
- 2,5 ml de aceite de fragancia vegetal de cardamomo y prímula
- 2 gramos de purpurina cosmética (opcional)

Instrucciones:

1. Combina la manteca de cacao y la cera de candelilla en una caldera doble y calentar hasta que se derrita. Añade el aceite virgen de coco y el aceite de semillas de sandía. Revuelve hasta que se derrita y retira del fuego. Añade la mica, el polvo de seda y la purpurina, y bate hasta que estén bien mezclados.

2. Llena un recipiente o una cacerola con agua fría y coloca la caldera doble dentro. Bate enérgicamente la mezcla mientras se enfría y espesa.

3. Cuando la mezcla empiece a espesar, añade el aceite de fragancia de origen vegetal. Sigue batiendo hasta que la manteca corporal se vuelve espesa y esponjosa.

4. Traslada a los tarros y enfriar hasta que se endurezca.

51.   Manteca corporal casera con infusión de hierbas

Haz una manteca corporal con infusión de hierbas utilizando caléndula, manzanilla, lavanda y raíz de malvavisco. Estas hierbas se infunden con aceite de jojoba y aceite de aguacate para crear una manteca corporal hidratante y calmante para suavizar y calmar las manos y la piel seca y agrietada.

Ingredientes:

- ½ cucharada de caléndula
- ½ cucharada de manzanilla
- ½ cucharada de lavanda
- ½ cucharada de raíz de malvavisco
- ¼ de taza de manteca de karité
- ¼ de taza de manteca de cacao
- ¼ de taza de aceite de jojoba
- ¼ de taza de aceite de aguacate
- Opcional: Aceites esenciales - Yo personalmente no los uso en esta receta.
- Opcional: 1 cucharadita de aceite de vitamina E no modificado genéticamente
- Opcional: Polvo de arrurruz

Instrucciones:

1. En una caldera doble combina las hierbas con el aceite de jojoba y el aceite de aguacate.
2. Lleva a ebullición, luego pon el quemador a fuego lento y deja que las hierbas se infundan durante al menos 2 horas.
3. En una sartén aparte, combina la manteca de karité y la manteca de cacao a fuego lento. Una vez derretidas, retirar del fuego.
4. Con un colador, colar las hierbas de la infusión de aceite de jojoba y aguacate.
5. En un bol, mezclar la manteca de karité y cacao con los aceites de jojoba y aguacate. A continuación, colocar el bol en el frigorífico hasta que los aceites se hayan espesado.
6. Utiliza una batidora para batir la manteca y los aceites hasta obtener una consistencia cremosa y espesa.

7. Si no consigues la consistencia adecuada al principio, vuelve a meter la mezcla en la nevera para que se enfríe más y luego vuelve a mezclar con la batidora.

8. Coloca la manteca corporal en un tarro y cúbrela con una tapa.

52. Manteca corporal de aceite de cáñamo

Los productos caseros para el cuidado de la piel son una forma maravillosa de crear un producto adaptado a tus necesidades específicas. Somos grandes fans de las mantecas corporales, así que decidimos adaptar esta receta de bálsamo corporal de romero y cítricos del blog Home Song para incluir nuestra planta favorita, el cannabis.

Ingredientes:

- ½ taza de aceite de coco (hidratante, antifúngico, antiviral) o si usas un LEVO - 1/2 c. de aceite de coco con infusión de hierbas (usamos lavanda y romero)
- ½ taza de manteca de karité
- ¼ de taza de aceite de cáñamo
- ¼ taza de cera de abejas
- aproximadamente 2 tarros de cristal, dependiendo del tamaño
- aceites esenciales (aproximadamente 30 gotas en total)

Instrucciones:

1. Para infusionar su aceite de coco: Añade ½ taza de aceite de coco al recipiente LEVO y llena la vaina con lavanda y romero. Deja que se infusione a 200°F durante 30 minutos. Retira la ranura; ¡ten en cuenta que estará caliente!

2. Para hacer la manteca corporal: Añade la manteca de karité, los gránulos de cera de abeja y el aceite de cáñamo y ponlo a 150°F durante 15 minutos.

3. Añade los aceites esenciales y dispénsalos inmediatamente para evitar que la cera de abejas se endurezca en el recipiente.

Sin LEVO:

1. Derrite el aceite de coco, la manteca de karité, el aceite de cáñamo y los gránulos de cera de abejas en una caldera doble y vierte el líquido en tarros de cristal.

2. Añade los aceites esenciales y remueve hasta conseguir el aroma deseado. Empezamos con 5 gotas de cada aceite esencial, y luego aumentamos a partir de ahí.

53. Manteca corporal batida de semillas de granada

Se trata de una deliciosa manteca corporal batida repleta de nutrientes saludables que dejará tu piel hidratada y feliz.

Ingredientes:

- 4 onzas de manteca de karité
- 2 onzas de aceite de coco
- 1 onzas de manteca de cacao
- 1 onzas de aceite de semilla de granada
- 6 frascos de vidrio

Instrucciones:

1. Usando una taza medidora de vidrio de 16 onzas en una cacerola pequeña con agua, derrite la manteca de cacao a fuego lento hasta que esté casi licuada. Añade la manteca de karité y el aceite de coco hasta que la mezcla se derrita por completo. Una vez que estos aceites se hayan fundido, añade el aceite de semillas de granada.

2. En función de su intención terapéutica y/o energética, elige entre 2 y 4 aceites esenciales para incorporar a esta mezcla.

A continuación se muestran tres mezclas de ejemplo por si quieres algunas ideas para inspirarte.

3. Con una varilla de vidrio, mezcla suavemente los aceites esenciales. Posteriormente, cubre y coloca esta mezcla en el frigorífico durante unos 30–90 minutos hasta que se enfríe parcialmente. Este es un paso que no puede apresurarse. Si lo prefieres, ponle en el congelador durante unos 20 minutos, comprobando la consistencia cada 15 minutos. La mezcla debe poder agitarse pero no ser líquida.

4. Saca los aceites enfriados de la nevera. Con una batidora de mano, bate la mezcla hasta que tenga la consistencia deseada. Debe quedar muy ligera y esponjosa.

5. Vierte en tarros de cristal de 2 onzas y disfrutar.

54.   Manteca corporal casera con infusión de café

Esta lujosa manteca corporal de café hidrata y tonifica la piel. Utilícela diariamente en las zonas problemáticas para reducir la apariencia de la celulitis y la piel irregular.

Ingredientes:

- ¼ taza de granos de café orgánico
- ½ taza de aceite de coco virgen
- ½ taza de manteca de cacao
- ½ taza de aceite de oliva virgen extra

Instrucciones:

1. Derrite ½ taza de aceite de coco virgen en una cacerola a fuego lento.
2. Añade ¼ de taza de granos de café orgánico enteros.
3. Mantener el aceite a fuego lento durante 20 minutos, revolviendo de vez en cuando.
4. Utiliza un colador de malla fina para colar el aceite de coco de los granos de café.
5. Derrite la manteca de cacao en un cazo pequeño a fuego lento.
6. Una vez derretida la manteca de cacao, añadir el aceite de oliva y el aceite de coco infusionado con café. Retira del fuego.
7. Refrigera los aceites durante 25–30 minutos, o hasta que empiecen a solidificarse.
8. Utiliza una batidora de mano o de pie para batir los aceites y convertirlos en mantequilla. Tardarás entre 10 y 15 minutos en conseguir una textura suave y esponjosa.
9. Vierte la manteca corporal de café en un recipiente y guárdala en un lugar fresco y seco. Utiliza a diario en las zonas secas o problemáticas.

Capítulo 8

Recetas de manteca corporal para diferentes tipos de piel

55.   Manteca corporal antienvejecimiento

¿Sueñas con una piel suave y bonita? No te preotaza dees, porque esta manteca corporal antienvejecimiento se encarga de ello. La manteca de karité minimiza las estrías y restaura la elasticidad de la piel. El aceite de coco es un gran hidratante. El aceite de almendras contiene vitamina D y E, conocidas por prevenir el envejecimiento prematuro de la piel y promover su salud.

Ingredientes:

- 1 taza de manteca de karité cruda
- 1 taza de aceite de coco crudo
- ¼ taza de aceite de almendras
- ½ cucharadita de aceite de vitamina E o 2–3 cápsulas de vitamina E
- 20–40 gotas de aceites esenciales de tu elección (opcional)

Instrucciones:

1. Derrite la manteca de karité y el aceite de coco en una olla doble a fuego medio. Esto debería llevar unos 15 minutos. Deja que la mezcla derretida se enfríe antes de añadir la vitamina E, los aceites esenciales (si los hay) y el aceite de almendras.

2. Enfríela en la nevera durante media hora hasta que se vuelva semisólida. Luego, bátela con una batidora de mano hasta que adquiera una consistencia ligera y esponjosa.

La manteca corporal está lista. Esta manteca dará a tu piel un tacto muy agradable y suave; no es demasiado grasa y no obstruye los poros de la piel. Sólo tienes que aplicar un poco y no tendrás que esperar mucho para ver los resultados.

56.   Manteca corporal antibacteriana

Esta manteca corporal es un producto para el cuidado de la piel realmente versátil: es una crema hidratante, un tratamiento antibacteriano; puede utilizarse como crema para después del afeitado en piernas y axilas, o como desodorante natural. Mata eficazmente las bacterias, los hongos e incluso algunos virus y neutraliza el mal olor de la piel.

Ingredientes:

- ½ taza de aceite de coco
- 6 cucharadas de manteca de cacao
- 2 cucharadas de aceite de jojoba
- 15–20 gotas de aceite de árbol de té

Instrucciones:

1. Derrite la manteca de cacao en una caldera doble a baja temperatura. Debe estar disuelta, no caliente. Una vez derretida, retírala del fuego y deja que se enfríe durante 10 minutos antes de añadir el aceite de jojoba y el aceite de coco. Espera unas horas o déjalo toda la noche para que la mezcla se solidifique a temperatura ambiente. También puedes acelerar este proceso utilizando una nevera. Una vez que la mezcla se solidifique, bátela con una batidora de mano. Añade el aceite de árbol de té y mézclalo una última vez. Aplícalo sobre la piel limpia, especialmente en las zonas más secas, como los talones, los codos y las pantorrillas.

2. El aceite del árbol del té es excelente para una serie de problemas de la piel, como el acné, la dermatitis y la psoriasis, y no necesita presentación.

57.   Manteca corporal perfeccionadora de la piel

¿Buscas una piel bonita y suave? Si es así, prueba esta manteca corporal antiescaras y antiestrías. Necesitarás manteca de karité, aceite de onagra, aceite de jazmín y aceite de incienso. Es una combinación perfecta: El aceite de onagra aumenta la flexibilidad e hidratación de la piel, el aceite de jazmín ayuda a desvanecer las manchas oscuras y las cicatrices, mientras que el aceite de incienso reduce la aparición de estrías.

Ingredientes:

- 2 onzas de manteca de karité
- 2 onzas de aceite de onagra
- 10 gotas de aceite de jazmín
- 10 gotas de aceite de incienso

Instrucciones:

1. Derrite la manteca de karité al baño María. Cuando se haya licuado (¡pero no esté caliente!) añade el aceite de onagra y mezcla estos dos ingredientes con una batidora manual o eléctrica. Vierte la mezcla en un recipiente y colócalo en la nevera hasta que se enfríe, pero no se solidifique. Suele tardar sólo un par de minutos.

2. Sácalo del frigorífico, añade los aceites de jazmín y de incienso y bátela con la batidora hasta que quede ligera y cremosa. Vierte en recipientes y deja enfriar la manteca antes de aplicarla sobre la piel.

3. Puedes utilizar esta manteca corporal de forma segura en estrías, quemaduras, cicatrices, piel rota, rodillas, codos, manos, incluso en los labios. ¡Huele y se siente increíble!

58. Manteca corporal de Necesidad y Cúrcuma

Ingredientes:

- 50g de aceite de coco
- 1 libra de aceite de oliva
- 30 g de cera de abeja
- 3 cucharadas de jugo de cúrcuma
- 10 hojas de neem
- 10 hojas de albahaca santa
- 5 cápsulas de vitamina E
- 5–10 gotas de aceite esencial de tu elección

Instrucciones:

1. Para hacer esta mantequilla, vierte aceite de coco en una sartén limpia y pon hojas de neem y albahaca santa. Déjala hervir durante un par de minutos, luego retírala del fuego y apártala para que se enfríe. Luego, cuele el aceite.

2. Luego, caliente suavemente el aceite de coco, el aceite de oliva y el aceite de almendras a baño María. Añade el zumo de cúrcuma. La mezcla emitirá un sonido crepitante; esto es normal y no hay que preotaza dearse.

3. Añade la cera de abejas y sigue removiendo hasta que se derrita por completo. Añade la vitamina E a la mezcla. Ahora puedes añadir aceites esenciales de tu elección, como el ylang ylang o el romero. Vierte la mezcla en un recipiente limpio y déjala un par de horas para que se enfríe y cuaje.

4. En las culturas asiáticas, la cúrcuma y otras especies se utilizan habitualmente para el cuidado de la piel.

59.   Manteca corporal rica en cacao

La manteca de cacao y la manteca de karité son similares en muchos aspectos: Ambas son potentes hidratantes naturales de la piel, ricas en ácidos grasos. Ambas son eficaces en el tratamiento de eczemas, psoriasis y otras dolencias de la piel. Sin embargo, algunas personas consideran que la fragancia de la manteca de karité es poco atractiva o incluso desagradable. En cambio, la mayoría de los usuarios coinciden en que el olor de la manteca de cacao es muy agradable y puede mejorar el estado de ánimo. Esta manteca corporal es un gran regalo para todos los aficionados a la manteca de cacao.

Ingredientes:

- 3 onzas de mantequilla de coca
- 1 onzas Aceite de vitamina E
- 1 cucharada de cacao en polvo sin azúcar
- 5–10 gotas de aceite esencial de vainilla

Instrucciones:

1. Calienta la manteca de cacao a fuego lento en una olla doble. Una vez que esté completamente derretida, añade el cacao en polvo y la vitamina E, removiendo constantemente.

2. Añade 10–15 gotas de aceites esenciales de vainilla. Luego, apaga el fuego, vierte en un recipiente limpio y se deja enfriar. La manteca de cacao da a la mezcla la fragancia del rico chocolate.

60.   Manteca real para el cuerpo

Esta manteca corporal se basa en una combinación real de miel, aloe vera, vitamina E y lavanda, los ingredientes más apreciados: Aplicados en el cuidado natural de la piel.

El aloe vera se utiliza en la mayoría de los productos caros para el cuidado de la piel y realmente no necesita presentación. Contiene una serie de antioxidantes, como la vitamina C y E o el betacaroteno, que ayudan a la piel a mantener su firmeza natural y la mantienen bien hidratada. El aloe vera reduce la visibilidad de las estrías y estimula el crecimiento de nuevas células cutáneas.

Ingredientes:

- 4 cucharadas de aceite de coco
- 1–2 cucharadas de aceite de oliva
- 2 cucharadas de cera de abeja
- 1 cucharada de miel 3 cucharadas de gel de aloe vera
- 2 cucharadas de lanolina
- 1 cápsula de vitamina E
- 10 gotas de aceite esencial de lavanda

Direcciones

1. Coloque los aceites, la miel y la cera de abejas en una caldera doble para fundirlos a fuego lento, removiéndolos constantemente.

2. Una vez que todos los ingredientes se hayan derretido, añade el aloe vera y la lanolina a la mezcla. Añade la vitamina E y los aceites esenciales de lavanda. Retira la mezcla del fuego y déjala enfriar. Si prefieres una textura más ligera, puedes batir la mantequilla con una batidora de mano hasta que quede esponjosa. La manteca está lista. Aplícala y disfrútala.

61. Manteca corporal de kokum batida

Esta receta, en lugar de la popular manteca de karité, cacao o mango, utiliza la mucho menos conocida manteca de kokum. La manteca de kokum es originaria de la India, donde fue reconocida por su alto contenido en ácidos grasos. Esta manteca es conocida por sus fuertes propiedades regenerativas, lo que la convierte en un tratamiento perfecto para la piel dañade. ¿Es realmente tan buena? Puedes comprobarlo tú misma.

Ingredientes:

- 20g de mantequilla de kokum
- 10g de aceite de almendras dulces
- 10–15 gotas de aceites esenciales de tu elección

Instrucciones:

1. Esta es una de las recetas de manteca corporal más fáciles. Todo lo que tienes que hacer es medir y colocar la mantequilla y el aceite de almendras dulces en una caldera doble y calentarlos lentamente hasta que se derritan por completo.

2. Añade los aceites esenciales de tu elección y revuelve bien.

3. Retira la mezcla del fuego y déjala enfriar.

4. Bate la mantequilla con una batidora manual o eléctrica hasta que quede ligera y esponjosa.

5. Aplica sobre la piel limpia.

62. Manteca corporal batida de taza deuacu

¿Has oído hablar alguna vez de la manteca de taza deuacu? Es originaria de la selva tropical y contiene un alto nivel de polifenoles, que combaten los radicales libres y ácidos grasos para hidratar y proteger la piel. También es conocida por absorber los rayos UVA (protección solar natural).

Ingredientes:

- ¾ taza de manteca de karité
- ¾ taza de mantequilla de taza deuacu
- 5 oz. aceite de oliva (o de girasol)
- 8 gotas aceite de vitamina E (opcional)
- 20 gotas aceites esenciales de tu elección

Instrucciones:

1. Para hacer esta manteca corporal, derrite la manteca de cacao y la manteca de taza deuacu en una caldera doble. Retira del fuego en cuanto se fundan. Luego, añade el aceite de oliva, la vitamina E y los aceites esenciales (lavanda, geranio rosa, naranja dulce son agradables) y mezcla bien. Vierta la mezcla en un recipiente limpio y deja que se enfríe, para luego batirla con una batidora.

2. Aplique sobre la piel limpia después de la ducha o en cualquier momento. Aplique un poco más en las manos, los pies, los talones agrietados o los codos. Esta manteca corporal también puede aplicarse sobre el cabello grueso.

63. Manteca corporal de karité y kukui

Esta manteca corporal es diferente a todas las demás, ya que utiliza aceite de kukui como aceite portador, un gran ingrediente natural para el cuidado de la piel.

El árbol de kukui es probablemente el más conocido como el árbol estatal de Hawai. El aceite se extrae de las semillas (nueces) del árbol y se utiliza de muchas maneras: Como protección solar natural, cicatrizante de la piel, acondicionador del cabello, etc. Contiene un alto nivel de ácidos grasos, que son esenciales para una piel sana y de aspecto joven. También es rico en vitaminas A, E y C, que protegen la piel de los radicales libres y del estrés ambiental. Si puedes hacerte con aceite de kukui, no lo dudes y prepara esta maravillosa manteca corporal.

Ingredientes:

- ¼ de taza de manteca de cacao
- 1 taza de manteca de karité
- 2 cucharadas de aceite de kukui
- 1 cucharada de aceite de rosa mosqueta o de espino amarillo
- 1 cápsula de aceite de vitamina E (opcional)
- 1 cucharadita de almidón de maíz (opcional)

Instrucciones:

1. Coloque el cacao y la manteca de karité en una olla doble y deje que se derritan lentamente, pero sin dejar que hiervan o incluso a fuego lento.

2. Una vez que las mantecas se hayan derretido, retire la olla del fuego y añade el resto de los ingredientes. Mezcla bien.

3. Deja que la mantequilla se enfríe. Una vez fría, bátela con una batidora hasta que parezca nata montada.

64. Manteca corporal para pieles extra secas

Por mucho que te esfuerces en preparar tu piel para el invierno, las bajas temperaturas y los vientos pueden hacer que se reseque y se escame. Aquí es donde esta manteca corporal resulta útil. Se basa en la combinación de ingredientes súper ricos y de fácil acceso: ¡Que pueden hacer que tu piel brille incluso en el clima más severo!

Necesitarás manteca de cacao, aceite de coco, aceite de almendras dulces, aceite de sésamo y algo de cera de abeja. Todos ellos son excelentes hidratantes, suavizantes y cicatrizantes. La manteca de cacao ya huele deliciosamente, así que no es necesario añadir ninguna fragancia. La cera de abejas también añadirá un sutil aroma a miel.

Ingredientes:

- 2 ½ cucharadas de manteca de cacao
- 1 cucharada de aceite de coco
- 2 cucharadas de aceite de almendras dulces
- 1 cucharada de aceite de sésamo
- 1 cucharada de cera de abeja rallada

Instrucciones:

1. Elige cera de abeja de alta calidad para tu manteca…
2. Una vez que tengas todos los ingredientes listos, colócalos en una olla doble y caliéntalos lentamente hasta que se derritan todos. Luego, retira la mezcla del fuego y déjala enfriar a temperatura ambiente o puedes utilizar la nevera para acelerar el proceso.
3. Cuando la mezcla se vuelva sólida, transfiera la manteca a un recipiente limpio y utilízala tan a menudo como lo necesites; no hay derechos ni errores con esta manteca.

Capítulo 9

Recetas y regímenes de manteca corporal más complicadas

65. Manteca corporal de leche de cabra

Cantidad: 4 onzas

Tiempo: 20 minutos

Buena para: todo tipo de pieles

Esta manteca corporal es fácil de usar y se transporta bien. Proporciona a la piel una hidratación duradera. La leche de cabra hace que la piel se sienta lisa, suave y sedosa, mientras que los ácidos grasos esenciales aumentan su contenido de humedad.

Ingredientes:

- 2 cucharadas de cera de abeja
- 2 cucharadas de aceite de albaricoque
- 1 cucharada de aceite de ricino
- 2 cucharadas de aceite de aguacate
- 1 cucharada de leche de cabra

Instrucciones:

1. En una mini olla de cocción lenta o una caldera doble que hayas dedicado a los productos de cera de abeja, derrite la cera de abeja.

2. Una vez que la cera de abejas esté derretida, añade todo, excepto la leche de cabra. Remueve con una cuchara o un mini batidor que hayas dedicado a los productos de cera de abeja. Cuando los aceites y la cera de abejas estén completamente incorporados y fundidos, apaga el fuego, añade la leche de cabra y revuelve. Recuerda añadir la leche de cabra que se ha calentado. Consulta aquí para saber más sobre la cera de abejas.

3. Pásalo a un tarro de perfil bajo para facilitar su uso. Ten en cuenta que el producto estará caliente, así que asegúrate de verterlo en un recipiente que pueda soportar el calor. Los moldes de silicona funcionan perfectamente. Utiliza una capacidad de molde que te

funcione bien para sujetar y aplicar. A mí me gustan las formas de disco para las mantecas corporales.

MODO DE EMPLEO: Aplicar sobre el cuerpo donde se desee.

ALMACENAMIENTO: Almacenar en un lugar fresco y seco durante 4–8 meses.

UTILIZACIÓN: Según sea necesario

<u>¿LO SABÍAS?</u>

Los tarros de perfil bajo son ideales para almacenar sus mantecas corporales. Su boca más ancha y su menor tamaño facilitan la salida del producto. Si utiliza un molde, la manteca quedará suelta para que pueda sujetarla y aplicarla directamente sobre la piel para facilitar su aplicación. Después de usarla, puede volver a colocar la manteca moldeada en un recipiente para guardarla.

66.   Manteca corporal de coco

Cantidad: unas 4 onzas

Tiempo: 30 minutos

Bueno para: todo tipo de pieles

El coco es un ingrediente multitarea para el cuidado de la piel. Por eso, a menudo, se incluye en los productos para el cuidado de la piel. Esta manteca corporal tiene las propiedades activas de la leche y la carne del coco, lo que le confiere desde un perfil de ácidos grasos esenciales redondeado hasta propiedades antibacterianas y antifúngicas. Es estupenda para todo el cuerpo, pero es un regalo especialmente maravilloso para los pies.

Ingredientes:

- 2 cucharadas de cera de abeja
- 2 cucharadas de aceite de coco
- 1 cucharada de aceite de ricino
- 2 cucharadas de mantequilla de coco
- 1½ cucharadas de leche de coco

Instrucciones:

1. En una mini olla de cocción lenta o una caldera doble que hayas dedicado a los productos de cera de abeja, derrite la cera de abeja.

2. Una vez que la cera de abejas esté derretida, añade todo, excepto la leche de coco. Remueve con una cuchara o un mini batidor que hayas dedicado a los productos de cera de abeja. Cuando los aceites y la cera de abejas estén completamente incorporados y fundidos, apaga el fuego, añade la leche de coco y remueve. Acuérdate de añadir la leche de coco que se ha calentado.

3. Pásalo a un tarro de perfil bajo para facilitar su uso. Ten en cuenta que el producto estará caliente, así que asegúrate de verterlo en un recipiente que pueda soportar el calor. Los moldes de silicona funcionan perfectamente. Utiliza una capacidad de molde que te funcione bien para sujetar y aplicar. A mí me gustan las formas de disco para las mantecas corporales.

MODO DE EMPLEO: Aplicar sobre el cuerpo donde se desee.

ALMACENAMIENTO: Almacenar en un lugar fresco y seco durante 3–5 meses.

UTILIZACIÓN: Según sea necesario

REGALO

Para un regalo realmente especial, crea una cesta de regalo con temática de coco. Abastécete de productos de coco para hacer el exfoliante labial de azúcar de coco (aquí), el bálsamo labial de coco (aquí) y esta manteca corporal de coco. No olvides los tarros y las etiquetas decorativas.

67. Bálsamo de mantequilla

Cantidad: unas 5 onzas

Tiempo: 30 minutos

Bueno para: todo tipo de pieles

Este es un verdadero bálsamo de mantequilla. Utiliza tres tipos de mantequilla, en lugar de aceites mezclados con ácido esteárico (como la "mantequilla de aguacate" o la "mantequilla de oliva"), para conseguir una consistencia similar a la de la mantequilla. Esta receta es ideal para la piel extremadamente seca y agrietada, por lo que es un gran recurso para aquellos que viven en lugares con inviernos duros.

Ingredientes:

- ¼ de taza de manteca de cacao
- ¼ de taza de manteca de karité
- 1 cucharadita de mantequilla de coco
- 2 cucharadas de aceite de aguacate
- 2 gotas de cualquier aceite esencial o una combinación (opcional)

Instrucciones:

1. En una olla pequeña, derrita la manteca de cacao a fuego lento.
2. Añade la mantequilla de coco a la olla y derrítela a fuego lento.
3. Retire del fuego y añada la manteca de karité a las mantecas de cacao y coco derretidas. El calor de las mantecas debería ser suficiente para derretirlas. Si no es así, vuelva a poner el fuego al mínimo y revuelva hasta que se derrita. Retire del fuego.
4. Añade el aceite de aguacate y los aceites esenciales, si se utilizan, y mezcle bien.
5. Transfiere a un tarro de perfil bajo para facilitar su uso y colócalo inmediatamente en el congelador hasta que se enfríe por completo.

MODO DE EMPLEO: Aplicar sobre el cuerpo donde se desee.

ALMACENAMIENTO: Almacenar en un lugar fresco y seco durante 3–5 meses.

USO: Tan a menudo como sea necesario

UNA MIRADA MÁS CERCANA

Cuando la manteca de karité se derrite y reconstituye lentamente, se cristaliza, o se hace una bola. Para evitarlo, asegúrese de derretir la manteca con cuidado y a fuego lento, y pásela inmediatamente al congelador después de mezclar todos los demás ingredientes. Este rápido enfriamiento permite obtener un producto final delicioso.

EJEMPLOS DE REGÍMENES SEMANALES

Aquí encontrarás algunos ejemplos de regímenes semanales basados en tu tipo de piel. (Consulta aquí las descripciones de los tipos de piel.) Prueba estos regímenes al principio de tu viaje de cuidado de la piel por cuenta propia. A medida que vayas practicando y empieces a ver resultados, no dudes en cambiar tu rutina. En realidad, la piel responde bien cuando se modifica la rutina al menos una vez al año.

PIEL SECA

MAÑANA Y NOCHE: Lávate con el limpiador de coco (aquí), sigue con el tónico de pepino (aquí) y termina con la crema hidratante de macadamia, nuez de kukui y aguacate (aquí). Una vez al día, mientras te duchas, aplica la Mascarilla de Leche de Cabra, Aguacate y Miel (aquí).

DOS VECES A LA SEMANA: Cambia tu mascarilla por la de calabaza, coco y azúcar moreno (aquí).

Si la piel está persistentemente seca, añade el Suero Hidratante (aquí) después de tonificar, pero antes de hidratar.

PIEL NORMAL

MAÑANA Y NOCHE: Lávate con el limpiador de fresa, miel y avena (aquí), sigue con el tónico de pepino, limón y té (aquí) o, para ayudar a suavizar las arrugas, con el tónico de rosa mosqueta y cítricos (aquí). Completa tu rutina con la Hidratante de Argán, Zanahoria y Sésamo (aquí).

UNA VEZ A LA SEMANA, DURANTE LA DUCHA: Mascarilla de aguacate, yogurt y levadura de cerveza (aquí).

PIELES MIXTAS

MAÑANA Y NOCHE: Lávate con el limpiador de miel y semillas de chía (aquí) y sigue con el tónico desintoxicante de té y vinagre (aquí). Termina con Argan, Carrot & Sesame Moisturizer (aquí).

UNA VEZ A LA SEMANA: Barro del Mar Muerto, Kombucha y Mascarilla de Levadura de Cerveza (aquí).

PIEL GRASA

MAÑANA Y NOCHE: Lávate con el limpiador de carbón activado (aquí) y sigue con el tónico de zumo de manzana, vino espumoso y cerveza (aquí) y la crema hidratante de hierba de San Juan, cáñamo y aguacate (aquí).

UNA O DOS VECES POR SEMANA: Mientras te duchas, aplica la mascarilla de cúrcuma, yogurt y miel (aquí).

PIEL MADURA

MAÑANA Y NOCHE: Lávate con Hemp Cleanser (aquí) y sigue con Rose Hip & Citrus Toner (aquí). Termina con St. John's Wort, Hemp & Avocado Moisturizer (aquí).

UNA O DOS VECES POR SEMANA: Mientras te duchas, aplica la Mascarilla de Pimentón, Miel y Suero de Leche (aquí).

He aquí algunas directrices adicionales:

– Asegúrate de desintoxicar tu piel al menos una vez al año.

– Si tienes la piel muy grasa o seca y no estás obteniendo los resultados que deseas, limpia tus poros. Haz una limpieza profunda de los poros y utiliza productos detox durante un mes. Presta también mucha atención a otros productos que utilizas y que estén en contacto con tu rostro, como el champú y el acondicionador. Algunas marcas de venta libre incluyen ingredientes que pueden obstruir y congestionar los poros.

– Si tienes manchas, no te exfolies a menos que la receta indique que es para pieles con manchas.

– Comienza a utilizar los productos antienvejecimiento ante los primeros signos de arrugas.

– La piel puede cambiar de tipo y de necesidades a lo largo de la vida, así que mantente al día con las necesidades de tu piel, no con tu imagen.

MÁS INFORMACIÓN SOBRE LA BÚSQUEDA DE INGREDIENTES SEGUROS:

Es muy importante investigar las etiquetas de cualquier loción o poción que estés pensando en comprar o que ya tengas a mano. La parte frontal de los frascos de belleza suele estar llena de afirmaciones sobre el producto que contienen, pero en la parte posterior es donde puedes averiguar si un producto se ajusta al criterio de lo que consideras seguro y aceptable.

Para saber qué es un ingrediente y si es perjudicial, un buen recurso es la hoja de seguridad de los materiales (MSDS), que puede encontrarse en Internet. Este documento proporciona información sobre la salud y la seguridad de las sustancias, los productos y las sustancias químicas. Se trata de la misma información y directrices que utilizan los químicos cuando trabajan o manipulan estos ingredientes y también se proporciona a los fabricantes y al consumidor.

A continuación, se presenta una lista de ingredientes que trato de evitar.

INGREDIENTES A EVITAR:
- Dietanolamina (DEA)
- Formaldehído
- Nanopartículas
- Parabenos
- Petróleo
- Ftalatos
- Propilenglicol
- Copolímero PVP/VA
- Fragancias sintéticas
- Trietanolamina (TEA)

INGREDIENTES A BUSCAR:
- Arrowroot, en lugar de polvo de talco
- Colorantes de origen mineral, para sustituir a los tintes sintéticos
- Ingredientes comestibles: de tu cocina (miel, avena, aguacate, etc.)
- Aceites esenciales en lugar de fragancias
- Extractos que enumeran en qué se extraen, como "té verde extraído en alcohol de uva orgánico"
- Productos sin perfume

– Limpiadores faciales sin espuma y limpiadores corporales sin detergente

– Productos en polvo, lociones duras en barra que se elaboran sin agua (que requieren menos conservación y, por tanto, menos productos químicos)

– Mantecas puras, como la de karité y la de coco

68.   Manteca de karité y aceite corporal batido

Cantidad: unas 4 onzas

Tiempo: 20 minutos

Bueno para: todo tipo de pieles

La manteca de karité pura es insuperable. Me gusta batirla para hacerla más esponjosa, ligera y fácil de aplicar.

Ingredientes:

- ½ taza de manteca de karité sin refinar
- ⅛ taza de aceite corporal básico (aquí)
- 5 gotas de cualquier aceite esencial o combinación (opcional)

Instrucciones:

1. Con una batidora de mano, bata la manteca de karité a velocidad alta durante 30 segundos. Para hacer la mejor manteca batida, caliente el karité con las manos (no lo caliente). Puede tomar la ½ taza de manteca, ponerla en un envoltorio de plástico y sostenerla en sus manos cerradas para que se caliente, o con las manos desinfectadas puede sostenerla hasta que se caliente.

2. Vierte lentamente el Aceite Corporal Básico y los aceites esenciales, si los utiliza, y continúe mezclando durante 5 minutos hasta que esté batido.

3. Pasar a un tarro de bajo perfil para facilitar su uso.

MODO DE EMPLEO: Aplicar sobre el cuerpo, donde se desee.

ALMACENAMIENTO: Almacenar en un lugar fresco y seco durante 3–5 meses.

USO: Tan a menudo como sea necesario

<u>UNA MIRADA MÁS CERCANA</u>

Muchas mantecas de venta libre no están hechas de mantequilla. En su lugar, se mezclan aceites (como el de oliva o el de aguacate) o zumos (como el de aloe vera) con ácido esteárico, que es un emulsionante, para crear una sustancia que se parece a la mantequilla. Los productos elaborados con ácido esteárico no son necesariamente malos para ti, pero no son auténticas mantequillas y no le ofrecerán los mismos beneficios. Los aceites y las mantequillas tienen usos diferentes y propiedades distintas. Si utilizas los ingredientes correctos: En los lugares adecuados, notarás un cambio significativo en tu piel a la vez que ahorras dinero al no comprar esas mantecas de imitación, que son mucho más costosas que el aceite o el jugo del que están hechas y no ofrecen ningún beneficio adicional.

Capítulo 10

Lo que hay que saber sobre los aceites esenciales ecológicos

¿Qué necesitas saber sobre los aceites esenciales ecológicos? Los aceites esenciales ecológicos son ingredientes importantes para la manteca corporal. Un aceite esencial en particular marcará la diferencia sobre si funcionará o no en tu piel. Sin los conocimientos básicos sobre qué aceite esencial elegir, podría empeorar en lugar de mejorar tu piel. Los siguientes son consejos que hay que evitar a la hora de elegir qué aceite esencial utilizar, en el uso adecuado de estos aceites esenciales, y en evitar por completo los aceites esenciales dependiendo de las circunstancias.

Aceites esenciales ecológicos

Los aceites esenciales ecológicos suelen ser superiores a los no ecológicos.

Los aceites ecológicos se extraen o destilan de plantas cultivadas sin pesticidas. Se dice que el beneficio terapéutico y el aroma de los aceites orgánicos son superiores a los aceites que no son orgánicos

La elección es suya. Es de esperar que se pague más por los aceites destilados de plantas ecológicas, ya que al proveedor le cuesta mucho más cultivarlas y mantener sus tierras.

Asegúrate de que tus suministros están bien limpios. Opta por cuencos de cristal o de metal, ya que son los más higiénicos. Elige almacenar tu manteca corporal en frascos de vidrio.

Si quieres evitar que tus productos se vuelvan granulosos después, deja tus mantecas en el fuego durante 20 minutos para procesarlas.

Cuando derritas tus aceites sólidos, si no tienes una caldera doble, agarra un vaso medidor de 2 tazas de Pyrex y ponlo dentro de una olla que esté llena de agua hasta la mitad.

Cuando elijas los aromas para tu manteca corporal, no tengas miedo de experimentar. Algunas opciones estupendas son el romero, la naranja dulce, la lavanda, el limón y la menta.

No almacenes tu producto en plástico, ya que se descompone y puede transportar ingredientes tóxicos a tu manteca corporal y luego a tu piel. El vidrio es la mejor opción.

La vitamina E no prolongará necesariamente la vida útil, pero maximizará la vida útil potencial porque impide que se produzca una oxidación prematura.

Si estás embarazada, no debes utilizar aceites esenciales.

La cristalización se produce en las mantequillas vegetales formando a veces pequeños cristales cuando se calienta y se vuelve a fundir. Esto puede ocurrir durante el proceso de envasado, antes de recibirla, o mientras se trabaja con ella. Una vez que se forman los cristales, la textura de la mantequilla puede volverse arenosa. Aunque estos cristales son inofensivos y se derriten al entrar en contacto con la piel, pueden desvirtuar el aspecto de la manteca corporal. Para eliminar los cristales, las mantecas deben templarse. Una buena manteca corporal se derrite cuando entra en contacto con tu piel caliente, así que puedes imaginar lo que ocurrirá si se expone al calor del día. Por eso las mantecas corporales batidas no viajan bien. Incluso en tu casa, las mantecas corporales batidas pueden tener dificultades para cuajar o permanecer esponjosas durante los días calurosos.

Elige usar ingredientes orgánicos, si quieres la manteca corporal más pura posible. Algunos de los mejores precios de ingredientes orgánicos se pueden encontrar en línea.

Conclusión

¡Felicidades! Has aprendido la lista esencial de ingredientes y el equipo que necesitas para crear estas mantecas corporales seguras. Has comprendido la dinámica de algunos de los aceites esenciales más importantes, y lo que pueden hacer para potenciar tu salud en general.

Lo más importante es que has heredado casi veinte recetas de mantecas corporales, cada una de ellas con beneficios asignados para dolencias particulares, cada una con una hermosa fragancia.

Ingredientes

Estás tomando las riendas de tu propio estilo de vida natural. Tu piel comenzará su camino de juventud hacia un futuro mejor; tu cuerpo comenzará a alimentarse con alivio después de que ese flujo constante de productos químicos e irritantes se haya detenido.

Aquí está mi experiencia personal para inspirarte y guiarte en tu viaje. Mi viaje totalmente natural comenzó hace unos años. Estaba cansada y estresada todo el tiempo. Me encontraba recurriendo continuamente a cualquier régimen de productos de belleza que se anunciara mejor: El que exclamara que ayudaría a que mi piel se viera menos envejecida y más joven, el que dijera que mi piel se vería vibrante Y mi cerebro estaría menos estresado, menos agotado… Pero nada parecía funcionar.

Por aquel entonces, empecé a interesarme por la dieta Paleo. La dieta Paleo crea un mundo más natural, en el que se vuelve a lo que nuestros antepasados comían para alimentarse hace unos diez mil años. Mi cuerpo empezó a sentir alivio; empecé a perder peso; y mi cerebro empezó a calmarse con la ingesta de estos alimentos saludables y buenos.

Y fue entonces cuando empecé a pensar: ¿Por qué mi régimen de belleza no podría buscar también elementos naturales de la tierra para nutrirse y aliviarse?

Leí la etiqueta de la manteca corporal que había comprado en la tienda, la que en ese momento anunciaba un alivio total y absoluto de lo que me estaba haciendo mal. La lista de ingredientes era, en una palabra, aterradora. Se parecía a la parte trasera de los aperitivos azucarados que estaba tirando de mi armario en el camino hacia la vida paleo. Si quisiera saber exactamente lo que estaba comiendo y metiendo en mi cuerpo, ¿no querría saber exactamente lo que estaba untando en mi piel, el órgano más grande de mi cuerpo, el órgano que absorbe todos los nutrientes, todas las sustancias químicas, todo lo que entra en mi cuerpo desde el resto del mundo? Claro que sí.

Así que empecé a trastear, a aprender sobre los aceites esenciales. Hice muchas recetas de mantecas corporales malas; hice muchas buenas. Las que he reunido aquí aportan la esencia del alivio del estrés, del confort y de la belleza. El hecho de que ya no gastes tiempo y esfuerzo en el salón de belleza no significa que no puedas sentirte realmente guapa, realmente natural. Puedes sentirte como la mejor versión de ti misma, en la cima de tu juventud y de tu salud.

Créeme, si yo puedo hacer lo que solía salir de Bath & Body Works con 18 lociones, sólo para ver cuál funcionaría, tú también puedes hacerlo. Todo lo que necesitas son unos pocos ingredientes que te he explicado claramente y unas gotas de aceites esenciales.

Toma el timón de tu estilo de vida natural, limpia y vibrante. No te volverás atrás. Al igual que yo, experimentarás:

- Las cualidades juveniles de una piel más fresca y vibrante que se retaza deera, incluso después de años de toxinas y daños solares.

- El alivio fresco y natural de algunos de los aceites esenciales más maravillosos. He resumido todos los beneficios de mis aceites esenciales favoritos.

- La gran calidad de cada una de estas mantecas corporales de 5 dólares o menos. Ten en cuenta que tendrá que pagar un poco por adelantado, por supuesto; pero cuando tengas un suministro de mantecas, aceites y aceites esenciales, todos los cuales pueden ser utilizados para cocinar y para la curación simplista, también ¡puedes hacer mantecas corporales en sólo una hora o menos, siempre que lo desees!

- Los poderes curativos de cada una de estas mantecas corporales pueden trabajar para desestresarte, quitarte las arrugas y revivirte con una renovada sensación de vitalidad.

- La belleza de convertirte en tu propia mujer: una mujer que puede crear en casa mantecas corporales hermosas y de olor fresco, sin la ayuda de ninguna gran compañía. Vuelves a la tierra para tener una sensación renovada de fuerza y grandeza.

Hemos esbozado las razones esenciales por las que DEBES optar por lo natural y lo orgánico para alimentarse con buena salud. Te permite mirar por primera vez la parte de atrás de tus mantecas corporales y productos de belleza comprados en la tienda y entender las complejidades de cada larga lista de ingredientes ¿Qué hacen esos ingredientes a tu interior? Puedes estar seguro de que no están haciendo nada glamoroso a tu piel a nivel celular. Debes rechazarlos e intentar vivir una vida mejor y más natural. Eres tu propia mujer... una mujer del mundo natural. Es el momento para comenzar tu viaje, y buena suerte para ti.

CPSIA information can be obtained
at www.ICGtesting.com
Printed in the USA
BVHW012354030521
606339BV00010BA/1530